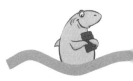

Mit Schokolade abnehmen? Das kann doch gar nicht funktionieren! Doch – und zwar besser als alle Diäten, die Sie bisher ausprobiert haben. Diese haben eines gemeinsam: Sie stecken voller Verbote, haben meist den berühmten Jojo-Effekt zur Folge und bieten wenig Genuss. Darin aber liegt der Schlüssel von Ruth Moschners Schoko-Diät: Diese Diät macht Spaß, wirkt dauerhaft und nutzt dafür unter anderem alle Vorteile, die im Kakao enthalten sind, allen voran die appetithemmende Wirkung! Ruth Moschner hilft Frauen und auch Männern, die schon alles ausprobiert haben, auf die sanfte Tour ihre Ernährung umzustellen und dadurch dauerhaft und gesund schlank zu werden und zu bleiben. Sie selbst ist der lebende Beweis, dass es funktioniert.

Ruth Moschner ist eine der beliebtesten und sympathischsten TV-Moderatorinnen Deutschlands. Bekannt wurde sie durch die RTL-Comedy Show »Freitag Nacht«. Inzwischen ist sie auf fast allen TV-Kanälen präsent. Für den HR moderiert sie das »Schlagerrad« und seit Oktober 2010 begrüßt sie in der MDR-Talkshow »Riverboat« illustre Gäste. Als Autorin hat sie sich mit den Romanen »Vollblondige Businen« und »Dicke Möpse« einen Namen gemacht. Als Kolumnistin schreibt sie für den ›Berliner Kurier‹.

Ruth Moschner liebt lustvolles Essen über alles. 2006 veröffentlichte sie eigene Pralinenrezepte in ihrem Buch »Süße Märchen«. Neben Sarah Wiener setzt sie sich als Bio-Botschafterin für gesunde und genussvolle Ernährung ein. Für das Bundesprogramm ökologischer Landbau vermittelt sie Kindern und Erwachsenen einen nachhaltigen gesunden Lebensstil. Sie ist häufiger und gern gesehener Gast in zahlreichen TV-Koch- und Backshows.

Weitere Informationen, auch zu E-Book-Ausgaben,
finden Sie bei www.fischerverlage.de

RUTH MOSCHNER

Die **SCHOKO** Diät

**Endlich schlank
mit Genuss**

**FISCHER
TASCHENBUCH
VERLAG**

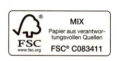

Veröffentlicht im Fischer Taschenbuch Verlag,
einem Unternehmen der S. Fischer Verlag GmbH,
Frankfurt am Main, Mai 2012

Lizenzausgabe mit freundlicher Genehmigung des Krüger Verlags,
Frankfurt am Main
© S. Fischer Verlag GmbH, Frankfurt am Main 2011
Innengestaltung und Satz: Matrix Buchkonzepte
Christina Modi & Maren Orlowski, Hamburg
Illustrationen: Kai Pannen, Hamburg
Druck und Bindung: CPI – Clausen & Bosse, Leck
Printed in Germany
ISBN 978-3-596-19125-3

Inhalt

Vorwort von Franca Mangiameli 7

Einleitung 11

Deutschland, deine Diäten 17
- Vor der Diät ist nach der Diät 17
- Die bekanntesten Diäten – und eine, die Sie kennen sollten 30
- So »erfand« ich meine Schoko-Diät 51
- Die häufigsten Diät-Irrtümer 56

Meine Schoko-Diät – schlank mit Genuss 73
- Die sieben goldenen Schokoladenpunkte 75
- Warum funktioniert die Schoko-Diät? 86
- Welche Schokolade ist die beste? 93
- Die größten Schoko-Irrtümer 100

Die Schoko-Diät im Alltag 105
- Der erste Schritt 108
- Frühstück 113
- Mittagessen 121
- Abendessen 124
- Rezepte für mittags und abends 128
- Snacks für zwischendurch 167
- Im Restaurant 174

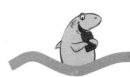

- Die kleinen Helfer: Appetitzügler,
  Fatburner, Stoffwechselregulatoren **176**
- Einkaufsverhalten **184**

Sport ist Mord – Bewegung dagegen super! 187
- Übungen für jedermann und -frau **190**
- Qigong **196**
- Pilates **197**
- Hula-Hoop-Reifen **204**
- Herz-Kreislauf-Training **205**
- Die ersten vier Wochen **208**
- Der Notfall **220**

Schokolade kann man nicht nur essen 227
- Schokolade für die Schönheit **227**
- Schokolade, ein Aphrodisiakum **229**

Test: Welcher Schokotyp sind Sie? 239

Literatur 251
Dank 253

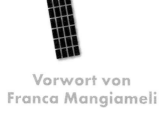

Vorwort von Franca Mangiameli

Wer zu viel wiegt, hat zu viel gegessen – ein Vorurteil, gegen das Übergewichtige immer wieder ankämpfen müssen. Das scheint zunächst auch plausibel, denn erreichen wir am Ende des Tages einen Energieüberschuss, wird dieser in den Depots als hartnäckiges Körperfett gespeichert. Allerdings muss überflüssige Energie nicht zwingend durch Überessen (oder hyperkalorisches Essen) entstehen. Nicht selten berichten Patienten in meiner Ernährungspraxis, dass sie gar nicht so viel essen und trotzdem immer dicker werden. Wie kann das sein?

Unser Körpergewicht wird sehr komplex reguliert und von mehr Faktoren also nur der Essensmenge beeinflusst. Essen allein macht also noch lange nicht dick. Sicherlich ist Ihnen folgende Situation bekannt: Sie schauen ein Stück Kuchen an und nehmen vom bloßen Hingucken schon ein Kilogramm zu. Ihre Freundin dagegen isst doppelt so viel und bleibt dabei schlank. Die Ursache hierfür liegt unter anderem in der Fähigkeit des Körpers, Nährstoffe auszunutzen. Man unterscheidet zwischen guten und schlechten Futterverwertern. Zu welcher Gruppe Sie gehören, entscheiden aber Ihre Eltern. Aus Zwillingsstudien wissen wir, dass die Gene einen sehr großen Einfluss auf unser Körpergewicht haben, denn das Gewicht von Zwillingen, die bei Adoptiveltern aufgewachsen sind, gleicht dem der leiblichen Eltern. Weiterhin wirken sich Stress wie Schlafmangel und Depressionen, aber auch andere Faktoren

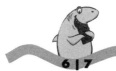

wie Bewegungsmangel, bestimmte Medikamente, Störungen im Hormonstoffwechsel, die Körperzusammensetzung und auch Lichtmangel auf unser Körpergewicht aus, indem sie den Appetit steigern oder den Energieverbrauch herabsetzen. Schlafmangel beispielsweise erhöht den Appetit auf Süßes und Fettiges. Außerdem wird das Stresshormon Kortisol ausgeschüttet, welches wiederum den Muskelabbau fördert und damit den Grundumsatz senkt. Viele Frauen in den Wechseljahren kennen auch das Phänomen, aus unerklärlichen Gründen zuzunehmen. Ursachen hierfür sind der geringere Energieverbrauch durch die sinkende Hormonproduktion sowie der natürliche Muskelabbau. Unterm Strich ergibt dies eine positive Energiebilanz mit folgender Gewichtszunahme – und das alles, obwohl Sie nicht mehr essen.

Während in den zwanziger Jahren hierzulande weiche Rundungen an Bauch und Hüften als besonders weiblich galten, propagieren uns die Medien heutzutage, dass nur sehr schlanke, sogar untergewichtige Frauen weiblich sexy sind. Immer mehr junge Mädchen und erwachsene Frauen lassen sich von einem solchen Schönheitswahn beeinflussen und greifen meistens zu radikalen Maßnahmen, um ihr Ideal zu erreichen. Hierzu zählen exzessives Sporttreiben, Einnahme von gesundheitsschädigenden Abnehmpillen, einseitige fettarme Crash-Diäten bis hin zum völligen Verzicht auf feste Nahrung.

Dass jedoch Diäten nichts bringen, hat ein Forscherteam aus Minneapolis 2007 zu Papier gebracht. Sie haben den Gewichtsverlust bei 80 Diätstudien ausgewertet. Zu den Abnehmstrategien zählten zum Beispiel sehr kalorienarme Diäten, Diät plus Sport, Sport allein, Formula-Diäten sowie Diätpillchen. Fazit: Mit den meisten Diäten lässt sich zwar ein guter Gewichtsverlust von fünf bis acht Kilo in sechs Monaten erreichen. Langfristig hat leider keine Diät dem erreichten Gewichtsverlust erfolgreich standgehalten. Die kalorienärmste Diät hat zwar den stärksten Gewichtsverlust hervorgebracht, ebenso aber auch die schnellste Zunahme nach einem halben Jahr. Der Jo-Jo-Effekt scheint sich doch immer wieder durchzusetzen.

Aber das Scheitern einer Diät im Sinne des Gewichtsverlustes ist nur eine Seite der Medaille. Keine Crash-Diät bleibt ohne Nebenwirkung. Je schneller der Gewichtsverlust erfolgt, desto größer das Risiko für die Entstehung von Gallensteinen, Osteoporose oder Essstörungen. Der Stress, der durch das Abnehmen dazukommt, setzt noch einen drauf. Insulinresistenz, Infektanfälligkeit und eine Wiederzunahme sind die Folge daraus. Die meisten Diäten kurbeln zudem nicht die Fettverbrennung an, sondern bauen wertvolle Muskelmasse ab. Der Körper metabolisiert sich sozusagen selbst – das bleibt natürlich nicht ohne Folgen. Kehrt der Abnehmwillige wieder zu seinen alten Essgewohnheiten zurück, verbrennt er nicht die aufgenommene Energie, sondern deponiert sie als Fett, um sich so für weitere Hungerszeiten zu rüsten. So gesehen werden viele Diätgeplagte immer dicker vom Abnehmen. Studien zeigen außerdem, dass leichtes Übergewicht nicht unbedingt ungesund ist. Dagegen kann bei gesunden Übergewichtigen das Sterblichkeitsrisiko durch Diät steigen.

Ruth Moschner setzt mit diesem Buch ihrem eigenen Diätenkrieg ein Ende und appelliert an ihre Leser, versöhnlicher und vernünftiger mit dem eigenen Körper umzugehen. Sie bringt es in ihrer Schoko-Diät auf den Punkt: Wer abnehmen möchte, um sich attraktiver zu fühlen, sollte von schnellen Gewichtsabnahmen die Finger lassen. Sie richten mehr Schaden an Körper und Geist an. Hinzu kommt, dass Diäten häufig mit hohen Kosten verbunden sind, da nur spezielle Pulvermischungen oder teure Pillchen den Erfolg gewährleisten sollen. Der dauerhafte Diätnutzen bleibt jedoch ein Wunschgedanke.

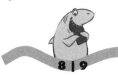

Nur wer den Schalter im Kopf umlegt, hat Aussicht auf dauerhaften Erfolg. Verabschieden Sie sich von schnellen Erfolgen, konzentrieren Sie sich vielmehr auf eine langsame Gewichtsabnahme, oder versuchen Sie einfach, Ihr Gewicht zu halten – ohne kasteien und ohne kompletten Verzicht auf Dinge, die einem besondere Gaumenfreude bereiten. Lernen Sie zu genießen. Das ist ein erster wichtiger Schritt, um das Feindbild Essen zu entwaffnen. Auch wenn die Schoko-Diät zunächst paradox klingt, ist sie dennoch sinnvoll. Es geht hierbei nicht darum, sich ausschließlich von Schokolade zu ernähren, sondern vielmehr kombiniert mit einer gesunden Ernährung, die viel sattmachendes Eiweiß und Ballaststoffe liefert, die Vorteile dunkler Schokolade für die Gesundheit, die Appetitregulierung und die Genussfähigkeit zu nutzen. Denn nur wer in der Lage ist zu genießen, baut unnötigen Diätstress ab und kann sich ganz nebenbei entspannt von ein paar Pfunden verabschieden.

Einleitung

»Sie sind ja gar nicht so dick wie im Fernsehen!« Die spontansten Komplimente sind meist die ehrlichsten, auch wenn man sie nicht immer hören will. Wenn das Selbstbewusstsein mal wieder auf halb acht hängt, interpretiere ich ein nettgemeintes »gar nicht so dick« auch gerne selbstbemitleidend als ein gehässiges »trotzdem nicht schlank«. Schreibt dann noch am gleichen Tag eine Journalistin über meine drallen Rundungen, möchte ich mich am liebsten komplett absaugen lassen. Als TV-Moderateuse hat man es eben auch nicht immer leicht. Ich glaube, der Großteil der Menschheit würde mit einem Außerirdischen eine wesentlich stabilere Konversation betreiben als mit einer Person »aus'm Fernsehen«. Die einen fangen an zu flüstern, die anderen starren, wahlweise ins Dekolleté oder auf die eigenen Füße, und wiederum andere sprechen zu mir, als hätte ich das geistige Niveau eines Kleinkindes.

O.k., sicherlich ist es nicht normal, sich vor einem Millionenpublikum zum Affen zu machen – aber, hey! Was ist denn schon normal? Sicher ist nur eines: Auch Schauspieler oder Moderatoren des öffentlichen TV-Geschehens schlafen, atmen und – ja! Sie essen. Es gibt allerdings Kollegen, die tun das ziemlich selten. Deshalb vermagern sie auch von Zeit zu Zeit. Auf dem Bildschirm merkt man nichts von dem Elend. Fernsehen trägt nämlich tierisch auf. Das heißt, nur weil jemand in dem Kasten rattenscharf aussieht, muss das unter anderen Umständen in natürlicher Umgebung nicht unbedingt zutref-

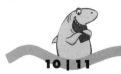

fen. Aber die Figur sollte nicht im Auge des Betrachters liegen, sondern immer nur bei einem selbst. Sonst wird man irgendwann mal noch verrückt.

Ich bin davon überzeugt, wer seinen Beschäftigungsschwerpunkt auf sein Gewicht legt, vergisst, dass das Leben darüber hinaus noch andere Inhalte zu bieten hat. Ich war auch mal eine von denen. Eine Dauer-Diäterin. Aber nach einer langen Reihe von geistigen Entgleisungen und zahlreichen Ganzkörpererfahrungen durch dick und dünn hatte ich einen Geistesblitz! Ja, genau, auch Blondinen haben so was manchmal, und das hat nichts mit Migräne zu tun.

Ganz ehrlich, für mich ist es jedes Mal der blanke Horror, über den roten Teppich zu flanieren und für die Fotografen zu posieren. Brust raus! Bauch rein! Und dabei gaaanz entspannt lächeln… damit man danach die dicken Oberschenkel in Großaufnahme nur so um die Augen gehauen bekommt. Mit der perfekten Traumfigur kann einem das natürlich nicht passieren. Aber dafür ewig hungern? Auf alles, was Spaß macht, verzichten? Nö.

Ich persönlich habe gefühlte 5000 Problemzonen, aber ich lebe damit. Mittlerweile sogar ganz gut, denn die Schoko-Diät hat mein Leben verändert! Dauerhaft und nicht nur so lange, bis das Jo-Jo einem wieder von hinten die Rübe poliert. Als »Schokolistin« und bekennende Genießerin bin ich überglücklich, mit meiner Schoko-Diät nicht nur meine Figur optimiert zu haben. Ich fühle mich seitdem einfach viel wohler. Und das Beste: Ich muss auf nichts verzichten!

Mit Schokolade abzunehmen klingt auf den ersten Blick absurd. Dabei ist es so einfach! Ich frage mich, wieso nicht schon vorher jemand auf die Idee gekommen ist. Mittlerweile bin ich im 19. Monat – ja, ja … keine Elefantengeburtscherze bitte, ich meine natürlich in Monat neunzehn nach Beginn der Diät –, und ich fühle mich rundum wohl.

Wie das funktioniert? Ganz einfach. Kakao in der richtigen Dosierung wirkt appetithemmend. Wie das berühmte Glas Wasser wird er vor dem Essen eingenommen. Gehirn und Stoffwechsel haben so die Möglichkeit, rechtzeitig zu reagieren. Außerdem erlöst er uns durch »die Belohnung davor« von dem Druck, den Teller leer essen zu müssen, um an »das Beste zum Schluss« zu kommen. Denn das haben wir ja bereits gehabt. Das Genussprinzip, die Fähigkeit, etwas bewusst und mit viel Freude auszuführen, sorgt zusätzlich für eine Hormonausschüttung, die den Stoffwechsel positiv beeinflusst. Natürlich müssen Sie nicht jeden Tag Schokolade futtern, wenn Sie abnehmen wollen. Aber die positiven Eigenschaften der Schokolade, insbesondere des Kakaos, erleichtern Ihnen die mit der Diät verbundene Ernährungsumstellung um ein Vielfaches.

Dieses Buch gibt Ihnen darüber hinaus noch viele andere Tipps und Tricks, wie man seine Lebensgewohnheiten dauerhaft und gesund verändern kann. Gerade in der Anfangszeit ist es schwer, alte Verhaltensweisen über Bord zu werfen. Deshalb bekommt der innere Schweinehund in diesem Buch sein Fett weg. Ich persönlich fand es früher immer ganz toll, dem armen Kerl die Schuld für alles in die ausgebeulten Schuhe zu schieben. So ein Schweinehund ist praktisch. Schließlich ist er die fleischgewordene Ausrede. Zu viel genascht? Der Schweinehund war stärker! Keinen Bock auf Sport? Verurteilt den Sauköter! Lieber Fernsehen als Wäsche sortieren? Dieses Hundeferkel! Natürlich ist es bequem, sich jeden Abend den Hintern auf der Couch plattzusitzen, während man sich leckere Schweinereien (ohne Hund) zwischen die Kauleiste schiebt. Das Ganze kombiniert mit einem mittelprächtigen Fernsehprogramm – und ehe man sich versieht, wachsen die Fettpölsterchen an den Hüften ins Unermessliche. Das ist praktisch, wenn man mal durch schwere Zeiten muss. Man verhungert dann nämlich nicht so schnell. Beunruhigend wird es erst,

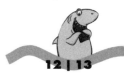

wenn die schlechten Zeiten auf sich warten lassen – und wir wollen mal hoffen, das tun sie wirklich – und stattdessen der eigene Körper irgendwie wulstig wird.

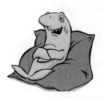

Damit mir das nicht wieder passiert, habe ich den perfekten Begleiter für mich gefunden: den Schokoladenhai. Den gibt es tatsächlich! Man findet ihn im wahren Leben im Atlantik vor der schottischen Küste bis hinunter nach Marokko. Der Schokoladenhai mag es eben warm. Leider ist er vom Aussterben bedroht. Deshalb schlage ich vor, ab sofort nicht nur behutsamer mit unserer Umwelt umzugehen, sondern den Schokoladenhai zum Schutzpatron für uns alle zu wählen, die wir bereit sind, jeden Tag einen kleinen Beitrag zum Wohle unseres eigenen Körpergefühls zu leisten. Sobald Sie also keine Lust verspüren, Ihnen die Motivation fehlt und sich schon wieder eine Ausrede in Ihr Gehirn schleicht, denken Sie an den Schokoladenhai. Er ist Ihr persönlicher Motivator – für einen Hai sogar ein ziemlich attraktiver: Er ist dunkelbraun gefärbt, kann bis zu 180 Zentimeter groß werden und hat einen schlanken Körperbau. Wenn das mal kein gutes Vorbild ist! Mein Schokohai hier im Buch ist übrigens ein absoluter Ernährungsexperte und kennt alles Tricks. Auch die, die helfen, wenn Sie doch mal schwach werden sollten.

Ich wünsche Ihnen viel Erfolg mit der Schoko-Diät und vor allem viel Spaß beim Abnehmen!

Ihre

Natürlich werden Sie in diesem Buch Bekanntschaft mit einigen wissenschaftlichen Erkenntnissen machen. Aber jeder Mensch tickt schließlich anders. Gerade rund um das Thema Ernährung gibt es viel zu viele Missverständnisse. Falsche Selbstwahrnehmungen können zu Krankheiten und im schlimmsten Fall sogar zum Tod führen. Das bedeutet: Dieses Buch ersetzt keinen Arztbesuch. Beginnen Sie auch diese Diät nur nach einer eingehenden medizinischen Untersuchung und nicht ohne Zustimmung Ihres Arztes.

Deutschland, deine Diäten

Vor der Diät ist nach der Diät

Wer ständig Diät macht und Kalorien zählt, lebt nicht länger – es kommt einem nur länger vor. Seitdem ich mit dem Thema Frieden geschlossen habe, verfüge ich plötzlich über mehr Zeit. Die kann ich mit wesentlich unterhaltsameren Hobbys ausfüllen. Natürlich bin ich nach wie vor im Rahmen meiner Möglichkeiten gerne Tussi. Das heißt, ich bin eitel und liebe alles, was das Leben und vor allem mich selbst schöner erscheinen lässt. Mein Badezimmerschrank kann durchaus mit einer gutsortierten Parfümerie Schritt halten.

Auch in puncto Abnehmen gibt es nichts, was ich nicht schon ausprobiert habe. Ich bin Diätkennerin und -abbrecherin durch und durch. Ich habe zahlreiche Ernährungstheorien gewälzt, studiert und wieder sein lassen. Aber ich liebe es auch, manchmal abends einfach nur auf der Couch zu sitzen und Chips zu essen. Schuldig in allen Punkten. Ja – ich stehe manchmal sogar nachts auf, um an den Kühlschrank zu gehen. Nur um mal zu gucken, was so alles drin ist. Ist ja klar. Na gut, manchmal esse ich auch ein Stück Käse oder eben Schokolade, der Gang in die Küche soll schließlich nicht umsonst gewesen sein. Seit der Schoko-Diät geht davon aber zum Glück nicht mehr die Welt unter.

Ich weiß, ich werde niemals eine Liz Hurley sein. Ich möchte allerdings auch nicht wissen, was die Frau so alles an

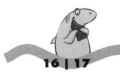

Aufwand betreibt, ständig wie ein fleischgewordener Männertraum auszusehen. Ich halte es da lieber mit der gesunden Erträglichkeit meines Daseins. Es wird einem in dieser Hinsicht – oder soll ich besser sagen: Aussicht – leider nichts geschenkt. Deshalb muss Raubbau am eigenen Körper aber auch nicht sein. Immerhin würde ich mich jederzeit ungeschminkt zum Bäcker trauen. Privat mag ich's gerne natürlich. Kein Make-up, keine ondulierten Haare, bis auf einen Hauch Wimperntusche kommt auf mein Gesicht nichts, was dekorativ irgendwie verfälscht. Fragen Sie in ein paar Jahren noch mal nach, momentan ist aber noch keiner ohnmächtig aus den Latschen gekippt, wenn er mich ganz »naturelle« ertragen musste. Vor der Kamera ist das was anderes. Gnadenloses Licht bedeutet gnadenlose Wahrheit. Da sieht man nach der Maske manchmal aus, als käme man direkt von den Stuckateurs-Weltmeisterschaften. Tonnenweise Make-up, Puder, Lidschatten, Concealer, Highlighter und was noch alles mehr. Und ich spreche hier nur vom Gesicht. Ich möchte mir gar nicht vorstellen, was passieren würde, wenn ich der Öffentlichkeit auch noch meinen nackten Hintern präsentieren müsste! Das würde die Make-up-Industrie wahrscheinlich direkt in eine Lieferkrise stürzen. Ich mag meinen Allerwertesten, verstehen Sie mich nicht falsch. Er ist nicht klein, aber schön geformt. Rund eben. Diese Betrachtungsweisen verhalten sich jedoch direkt proportional zu meiner jeweiligen Tagesverfassung. Manchmal wird der Apfelpopo dann innerhalb von Minuten zu einer Kiste voller Kernobst. Ganz zu schweigen von der Vorstellung, wenn das erst mal anfängt zu schrumpeln. Dagegen hilft eigentlich nur Ignoranz, Sex ausschließlich bei Kerzenlicht, plastische Chirurgie oder Sport. Und der ist gerade im Fall von Obst, oder soll ich besser sagen: Fallobst, sehr anstrengend.

    Seit Ewigkeiten suchen wir alle nach einem Trick, der unsere Figur mit relativ wenig Aufwand in Form hält. Jedes Jahr kurz nach Weihnachten bete ich zur Wunschfee, sie möge mir doch bitte die paar Extrapfunde einfach wieder wegzaubern. Ungeliebte Geschenke kann man schließlich auch umtauschen. Stattdessen schickt die doofe Nuss immer diese fiesen Zwerge, die nachts die Kleider enger nähen. Das hat man nun davon, wenn man den Kassenbon nicht sorgfältig aufbewahrt! Ich meine, wer kann sich schon wirklich daran erinnern, wann das anfing mit der Extraportion Hüfte? War es das Käsebrot neulich nachts um eins oder doch eher die Sahnetrüffel nachmittags um fünf? Nur eines ist sicher: Das Leben ist kein Ponyhof – dann hätten wir nämlich alle super Oberschenkel. Reiten fördert insbesondere die Muskulatur an der weiblichen Problemzone Nummer eins. Und wenn man sich ständig mit Lebewesen umgibt, deren Hinterteil mindestens doppelt so prächtig ist wie das eigene, hat das noch mehr Vorteile. Man fühlt sich selbst früher oder später irgendwie zierlich.

Auf Dauer hilft jedoch nur die nackte Wahrheit, diesmal wieder vollkommen ungeschminkt: Von nichts kommt nichts. Dann hat man noch Glück, denn meistens kommt von »nichts« leider Schlimmeres. Gerade, wenn ich mal wieder für den Bruchteil einer Sekunde mit meinem Spiegelbild Frieden geschlossen haben, watschelt mir ein Topmodel vor meine Nase. Ja, ja, ich weiß. Topmodels watscheln nicht. Sie schweben. Kein Wunder, schließlich haben sie kaum genügend Masse, um die Gesetze der Schwerkraft zu erfüllen. Aber selbst Menschen, die mit ihrem Aussehen Geld verdienen, sind nicht vor Komplexen sicher.

Ich zumindest kenne keine Person weiblichen Geschlechts, die hundertprozentig mit ihrem Äußeren zufrieden ist. Schlimmer noch. Mittlerweile gibt es zahlreiche »lustige« Vokabeln für unsere jeweiligen Defizite. Das klingt dann in etwa so:

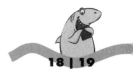

Er Mensch, Sie tragen aber eine einladende Molkerei mit sich herum. Da möchte man gerne sein Haupt drauf betten. Das ist tausend Mal besser als ein Hungerhaken mit BMW, Brett mit Warzen.

Sie (wird rot)

Er Allerdings muss ich gestehen, dass ich wegen Ihrer tiefergelegten Entenkiste Ihre Krautstampfer erst gar nicht vom Rumpf unterscheiden konnte.

Sie Ha, ha... kleiner Scherzkeks. Spannen Sie den Bogen nicht zu weit, sonst packe ich Sie an Ihren Lovehandles und klatsche Ihnen mein Winkfleisch links und rechts um ihre Vielfliegerdüsen, Sie alte Schildkröte.

Humor ist, wenn man trotzdem lacht. Lachen ist eben nach wie vor die beste Art, den Menschen die Zähne zu zeigen. Und sind die Zähne beschäftigt, haben sie keine Zeit, kalorienreiche Lebensmittel zu kauen.

Doch mit Figurproblemen spaßt man besser nicht. Das ist bitterer Ernst.

Richtiges Übergewicht kann nämlich nicht nur zum gesundheitlichen Problem werden, zu viele Rundungen schlagen auch aufs Gemüt. Da steht man stundenlang vor dem übervollen Kleiderschrank und hat dennoch nichts zum Anziehen. Das ist kein blöder Spruch, liebe Männer! Wir haben manchmal wirklich nichts anzuziehen, weil uns in genau dem einen Moment einfach nichts mehr passt. Ich habe in derartigen verzweifelten Stunden sogar schon wichtige Verabredungen sausen lassen. Nach dem Motto: Bringt doch eh nichts, wenn er vor lauter Bauchspeck meine großartigen inneren Werte übersieht.

Ich war zum Glück noch nie richtig dick. Aber eben doch rund. Rundes Gesicht, runde Augen, runder Po. Schlumpfine in Zartrosa.

Oft bildet man sich das vermeintliche »zu viel« auch nur ein. Dem Umfeld ist es egal, ob da nun ein Kilo weniger oder zwei mehr dran sind. Ernsthaft übergewichtige Menschen dagegen leiden oft nicht nur unter Selbsthass, sondern sie werden von ihren Mitmenschen aufs Schlimmste gehänselt. Natürlich sprechen die dürren Feiglinge dieser Welt derartige Diskriminierungen nicht offen aus, sie platzieren sie als versteckte Sticheleien hinter dem Rücken des Opfers. Verständlich, wer sich dagegen ein noch viel dickeres Fell zulegen möchte. Das bringt einen aber nicht weiter.

Eine ganz besonders »sensible« Spezies sind Verkäuferinnen, die ihre dunkle Seite der Macht komplett ausschöpfen und ohne Worte, aber mit entsprechenden Blicken Bände sprechen.

Die Verkäuferin sagt Tut mir leid, aber wir führen hier keine Übergrößen.
Die Verkäuferin denkt Die fette Kuh hängt doch sowieso den ganzen Tag vor dem Futtertrog herum. Da ist ja FdH noch zu viel Nahrungszufuhr.

Die Verkäuferin sagt Sagen Sie Bescheid, wenn Sie Hilfe benötigen.
Die Verkäuferin denkt Der ist eh nicht mehr zu helfen.

Die Verkäuferin sagt Das steht Ihnen wirklich ausgezeichnet. Ist aber vom Umtausch ausgeschlossen.
Die Verkäuferin denkt Wenn die Presswurst selbst nichts merkt… Hauptsache meine Provision passt.

Bei solchen Personen hilft oft mein Glaube, der mir verbietet, direkte körperliche Gewalt anzuwenden. Ich glaube vielmehr daran, dass wir alle früher oder später für unser Verhalten

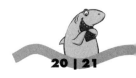

die Quittung erhalten. Leider ist man bei den meisten Racheaktionen des Schicksals nicht selbst vor Ort. Wahrscheinlich weil man gerade wieder ein neues Diätbuch liest oder dafür einkauft. Schade. Anderseits muss man seine Lebenszeit auch nicht unbedingt mit derlei diabolischem Personal vergeuden. Sie finden sich zu dick? Ändern Sie es. Übernehmen Sie Verantwortung dafür, und bestimmen Sie, wann und wie Sie damit anfangen. Gerade wir Frauen haben das Talent, nicht nur unser eigenes, sondern auch das Leben anderer komplett umzukrempeln. Jetzt ist aber die Zeit, in der Sie sich nur um sich kümmern. Verändern Sie sich. Sie können das. Niemand außer Ihnen selbst darf darüber entscheiden, wie Sie auszusehen haben und was Sie tun und lassen sollen. Erfinden Sie sich neu, indem Sie Ihr wahres Gesicht zeigen.

Übergewicht kann viele Ursachen haben. Es liegt nicht immer daran, dass man zu viel isst. Hormonbedingte Wassereinlagerungen, eine unausgewogene Ernährung, Allergien, zu wenig Bewegung, Übersäuerung, ein defekter Verdauungsapparat – all das kann für ein Ungleichgewicht sorgen. Manchmal bedarf es aber nur ein paar Tricks und Kniffe, und schon bekommt man das »Problem« in den Griff.

Leider neigen wir Frauen dazu, uns quälen zu lassen: von doofen Vorgesetzten, verständnislosen Ehemännern oder anderen Unzulänglichkeiten. Wie zum Beispiel der gutgelaunten Superkollegin, die selbst dann ihren Frohsinn nicht für sich behalten kann, wenn man persönlich einfach mal voll und ganz im eigenen Weltschmerz baden möchte. Dazu kommt dann die bereits erwähnte Gattung der fiesen Verkäuferin. Ganz weit vorne rangiert hier übrigens die Kategorie »Damen-Drunter-Bekleidung«. Diese Spezies wurde mit Sicherheit in der Vorhölle erfunden, um mir den kläglichen Rest an Selbstwertschätzung zu entreißen. Da soll nochmal einer sagen, das Gegenteil von Narzissmus sei nicht Masochismus. In den meisten Dessousläden herrscht eine Beleuchtung wie im Schlachthaus. Bei diesem Licht entdeckt man Dinge an seinem Körper, die sich nicht einmal Horrorautor Steven King ausdenken möchte. Gammelfleisch lässt grüßen...

Eine Frau ist in drei Situationen äußerst verwundbar: direkt nach der eigenen Geburt, zum ersten Mal komplett ungestylt am »Morgen danach« und wenn bei der Anprobe schicker Unterwäsche urplötzlich der Vorhang sperrangelweit aufgerissen wird und die Verkäuferin mit gefühlten 200 Dezibel kräht: »Also, *ich* würde Ihnen empfehlen, den BH zwei Nummern größer zu kaufen. Sehen Sie nicht, wie er ins Fleisch schneidet?« Ja, dann ist der richtige Zeitpunkt gekommen, die Probewäsche ruhig und freundlich zusammenzufalten und zu beschließen, sein Leben zu ändern. Ich bestelle mir deshalb meine Dessous vorzugsweise im Internet. Viele bekannte Labels schicken die Sachen nach Hause, und man kann sie in aller Ruhe und »sicherer« Umgebung anprobieren. Oder man kauft einfach bei freundlichen Verkäuferinnen. Man gönnt sich ja sonst nichts.

Wieso fällt es uns eigentlich so schwer, sich etwas zu gönnen? Genuss steht in unserer Gesellschaft leider immer noch auf derselben Ebene wie Völlerei – eine der sieben Todsünden. Ich habe mir früher mein Essen erst einmal »verdienen« müssen. Nach harter Arbeit im Fitnessstudio oder einem kompletten Tag im »Tal der leeren Teller« durfte ich mir dann ein kleines bisschen vom Himmel gönnen – nicht ohne schlechtes Gewissen zum Dessert, logisch.

Jede Generation hat ihre eigene Essstörung. Meine Großeltern mussten zwei Kriege erleiden, Folter und Hungersnot inklusive. Diese furchtbaren Erfahrungen haben sich so sehr in die Gehirne eingebrannt, dass Oma und Opa auch Jahrzehnte nach Kriegsende immer noch Unmengen gegessen haben.

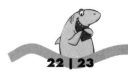

Auf den ersten Blick betrachtet war mein Großvater der größere Esser, obwohl Großmama die wesentlich dickere Figur hatte. Bei genauer Beobachtung: kein Wunder. Während er sich bei drei Mahlzeiten satt aß, stopfte sie alles in sich hinein, was eben so herumlag. Pralinen in der Porzellan-Etagere, Reste in der Küche, abschmecken sowieso.

Ihr Stoffwechsel hatte durch die ständigen Naschereien so gut wie nie eine Pause, und die Nahrung setzte sich gemütlich an Bauch und Hüften fest. Das war ihr natürlich furchtbar unangenehm. Während mein Opa öffentlich und mit Genuss seine Stulle dick mit Butter beschmierte, klagte Oma über ihr Gewicht – und aß heimlich aus Frust die doppelte Menge Butterbrot.

Obwohl wir inzwischen auf den Mond fliegen können, drahtlos telefonieren, twittern und chatten können, sind wir in dieser Hinsicht total altmodisch. Das Phänomen des weiblichen schlechten Gewissens ist resistent wie Astronautennahrung. Die meisten Männer stehen zu ihren Gelüsten, wir Frauen dagegen leider selten. Das gilt übrigens nicht nur für Essgewohnheiten, sondern auch bei Alkohol oder Sex.

Jetzt aber kommt die wahrscheinlich phantastischste Nachricht des 21. Jahrhunderts. Ich habe eine Entdeckung gemacht – nennen Sie mich ruhig die »Christiane Kolumbus der Nahrungsmittelaufnahme« –: Selbst wenn man sich als Frau in aller Öffentlichkeit einen Erdbeerkuchen mit Sahne bestellt, geht die Welt nicht unter, nein, sie dreht sich einfach weiter! Und das ist noch lange nicht alles: Ein lustvolles Leben macht mehr Spaß und ist besser für die Figur und die Gesundheit als dauerhafte Hungerkuren. Man muss nur ein paar Dinge beherzigen, dann klappt das alles fast wie von selbst. Finden Sie Ihr Gleichgewicht und damit auch Ihr Idealgewicht. Machen Sie sich locker. Atmen Sie durch. Seien Sie positiv und einfach mal dankbar für das, was Sie haben. Macht man viel zu selten.

Wegen eines zu dicken Hinterns wurden zumindest noch keine Kriege geführt.

Übrigens leiden nicht nur dicke Menschen unter ihrem Gewicht. Auch zu dünne Menschen haben Gewichtsprobleme. Untergewicht ist auch eine Form von Ungleichgewicht. Klar, unsereins gerät da schnell mal ins Wunschfieber: »Zu dünn? Die Probleme hätt' ich auch gerne ...« Eben nicht! In Deutschland werden tonnenweise Silikonbrüste verkauft. Zubehör aus Plastik, über das Vollweiber nicht oft nachdenken, wenn mal wieder der oberste Blusenknopf streikt. Für einen Übergewichtigen ist die Vorstellung, »zu wenig« zu haben, ein Traum. Dann könnte man »endlich so viel essen, wie man möchte«. Schließlich hat man ausreichend »Minuspfunde zum Auffüllen«. Es klingt ungerecht, ist aber so. Ein dicker Mensch nimmt schnell mal drei, vier Kilo zu, ein Dünner hingegen kämpft um jedes Gramm. Beide Varianten, sowohl Über- als auch Untergewicht, schaden der Gesundheit. Aber – machen wir uns nichts vor – ein mageres Elfchen genießt hierzulande einfach die größere gesellschaftliche Anerkennung als das robuste Brauereiross.

Meiner Karriere im Fernsehgeschäft hilft eine Kleidergröße weniger übrigens gar nichts. Entweder weitere zehn Kilo weniger oder 30 Kilo drauf. Da haben wir's. Bei der ganzen Diskussion rund ums Dick- und Dünnsein darf eine Gruppe nicht außer Acht gelassen werden: die Normalen. Ich kenne wirklich viele hübsche Frauen. Wenn ich mit meinen Mädels zusammensitze, fällt mir immer auf, dass gerade Frauen mit vermeintlich perfekter Figur sich dennoch wünschen, drei Kilogramm abzunehmen. Drei Kilo, in Ziffern: 3. Also nicht ein Kilogramm, das würde man eh nicht sehen, auch nicht zwei, das macht einfach auch noch nicht den großen Unterschied. Es müssen schon drei sein. Neid muss man sich hart erhungern. Dann fängt nämlich das Umfeld an, die Gewichtsabnahme zu bemerken. Das ist, neben den engen Jeans, die sich dann plötzlich wieder ohne Schuhlöffel und ohne die Sauerstoffzufuhr zu unterbinden anziehen lassen, der wichtigste Grund. Anerkennung und Respekt. Irgendwie scheint das eine Art mathematische Gleichung zu sein: Aktuelle Figur minus drei Kilogramm ist gleich null Probleme.

Meine Freundin Sarah zum Beispiel war früher zwar auch schon außergewöhnlich attraktiv, aber, das muss man zugeben, sie hatte ein paar Pfunde mehr auf den Rippen. Nachdem sie jetzt den Babyspeck los ist, sieht sie einfach nur unwiderstehlich aus. Rotes Haar, Porzellanteint und eine Figur wie gemalt. Ganz davon abgesehen, dass sie zudem noch einen exzellenten Klamottengeschmack hat, niemals im Leben würde man auf die Idee kommen, dass sie an ihrem Aussehen zweifelt. Ganz im Gegenteil. Um es deutlicher zu machen: sie Gazelle – ich Elefant. Ich kenne zahlreiche junge Frauen, die so sein wollen wie Sarah. Fast alle, nur Sarah selbst nicht. Neulich fragte sie mich doch tatsächlich nach einem Personal Trainer mit der Begründung, drei(!) Kilo abnehmen zu wollen. Ich habe aus lauter Verzweiflung an dem Tag erst mal aufs Abendessen verzichtet.

Oder Claudia – trotz ihrer zwei Kinder könnte sie für sämtliche Modelinien dieser Welt modeln. Was gäbe ich dafür, wenn meine Schenkel so straff wären wie ihre! O. k., dafür müsste ich wahrscheinlich genauso oft joggen gehen wie sie – aber ihr Ehrgeiz verhält sich da einfach direkt proportional zu meinen strammen Schenkeln. Sie besitzt noch dazu einen perfekten Teint, die Faltenrate ist – obwohl sie über 40 ist – gleich null, und sie hat Sommersprossen! Süß, oder? Nur sie selbst zählt sich nicht mal ansatzweise zu den schönsten Menschen dieser Welt.

Meine Freundin Anne-Katrin hat supertolle schlanke Oberarme und hohe Wangenknochen, Regina einen Knackpo wie

Jennifer Lopez inklusive Flachlandbauch, und Brigitte, auch wieder so eine mit zwei Kindern, bekommt nicht mit, dass sich ständig die Kerle nach ihr umdrehen. Sie ist viel zu sehr damit beschäftigt herumzujammern, und das obwohl sie nach wie vor die Figur einer Mittzwanzigerin hat. Ach ja, und meine Personal Trainerin Henriette liegt mir auch ständig in den Ohren, dass sie abnehmen will. Am liebsten drei Kilo. Natürlich. Ich frage mich dann immer, wo!? Vielleicht ist es aber auch eine ihrer Maschen, mich zu mehr Fleiß am Schweiß zu motivieren. Oder sie komplettiert meinen Beweis, dass Frauen in der Blüte ihres Lebens manchmal eben nicht ganz richtig ticken und glauben, dass genau dreitausend Gramm ihr Leben leichtermachen würden. Vielleicht sollte ich mir einfach nur hässlichere Freundinnen suchen, aber bei Dingen wie Sympathie hat man leider keine Wahl.

Natürlich gibt es auch Männer mit Gewichtsproblemen. Aber wenn sie wollen, verlieren die Kerle überflüssige Pfunde wesentlich schneller als wir Mädels. Das »starke« Geschlecht ist in Sachen Abspecken klar im Vorteil, schließlich müssen sie keine Vorratshaltung für mögliche Schwangerschaften betreiben. Wir Frauen haben von Natur aus einen höheren Fettanteil. Er ist die Magermilch, wir sind die Vollmilch ... Jetzt raten Sie mal, was leckerer ist. Männer kompensieren ihre Probleme außerdem selten übers Essen. Körpergröße, Potenzschwierigkeiten und andere Komplexe machen sie lieber mit dem Kauf PS-reicher Autos wett. Je schneller die Karre, desto kleiner die Knarre. Ein Mann schaltet bei Problemen einfach in den sechsten Gang, eine Frau auf Diätmodus. Und das, obwohl inzwischen bekannt sein sollte, dass auch Männer Cellulitis haben können. Ja, wirklich – hab' ich alles schon gesehen. Das Schlimme daran: Es stört sie nicht! Während wir bei der ersten Delle in grenzenlose Panik ausbrechen, würde er sie wahrscheinlich gar nicht bemerken. An sich zumindest.

Kein Wunder, dass Männer so ticken. Sie sind schließlich die einzige Problemzone, die die Frau anstandslos akzeptiert. Verhält sich der Kerl zuverlässig, romantisch und noch dazu einigermaßen kreativ im Bett, ist der Kaufvertrag doch schon unterschrieben. Selbst dann, wenn der Scheitel während der Verhandlungszeit um etwa fünf Zentimeter breiter geworden ist und sein Maurerdekolleté hinten mit unserem Blusenausschnitt vorne konkurriert. Gut, so manches blitzlichtreif-getuntes Promiluder sucht die inneren Werte beim männlichen Geschlecht eher im Geldbeutel, ansonsten stehen wir Frauen uns leider meist selbst im Weg.

Besonders schlimm sind die, die sich lebenslang kasteit haben und einem dann stolz die Hosen aus ihrer Teenagerzeit präsentieren. »Guck mal, die Leinenhosen habe ich, seit ich 20 bin – und sie passen mir immer noch ...« Nur mit dem Unterschied, dass man aus der überschüssigen Körperhaut an Bauch, Beinen und Oberarmen wahrscheinlich noch eine zusätzliche Hose schneidern könnte. Aber anstatt es unserer Leidensgenossin mitzuteilen, klopft man ihr lieber anerkennend auf die knochige Schulter. Das Leben ist eben keine Schoko-Sahne-Torte. Obwohl – wir könnten uns eine draus backen, wenn wir nur wollten.

Wir befinden uns im Zeitalter der Digitalisierung. Natürlich habe ich da doppelt Angst vor der Vergänglichkeit. Wie soll man denn als Normalsterbliche jenseits von Botox und Co. zurechtkommen? Ganz einfach: mit Würde. Es gibt nämlich auch im Retusche-Jahrhundert immer noch Frauen, die das Alter mit Fassung tragen und dabei blendend aussehen. Mich tröstet das, vor allem, weil es sich hierbei um keine Hungerhaken handelt. Eine kleine Menge Fett, von innen an die Gesichtshaut gepolstert, wirkt einfach immer noch am natürlichsten und lähmt im Gegensatz zum Nervengift nicht die Mimik. Nicht zu verwechseln mit der Costa-Cordalis-Methode: das Fett vom

Hintern absaugen und sich damit das Konterfei aufpolstern lassen. Ein klassischer Fall von Arschgesicht. Schlimmer ist nur noch ein richtiges Facelifting. Da kann es durchaus passieren, dass beim Lachanfall plötzlich die Schambehaarung unterm Kinn zappelt. Wenn mein Bauchnabel erst einmal das Weite sucht und der Busen sich so weit von seinem Ursprungsort entfernt hat, dass er eigentlich eine eigene Postleitzahl beantragen müsste, hoffe ich den Zustand zu bemerken und dann zu beginnen, mich entsprechend meinem Alter etwas geheimnisvoller zu machen. Das heißt, keine nude-farbenen Hängerchen mehr, keine Miniröcke, und Oberarme und Dekolleté nicht nur zum Wohle der Stoffindustrie bedecken. Alternativ hilft natürlich auch ein kurzsichtiges Umfeld. Fehlsichtigkeit ist schließlich der Weichzeichner des Alters.

Wichtig bei den ganzen Klageliedern über den eigenen Körper ist vor allem eines: Die Gewichtsreduktion darf nicht zum Lebensmittelpunkt werden. Ständig wird uns vorgeschrieben, wie man auszusehen hat. Mal sind kleine Brüste im Trend, dann wieder Vollweiber, und im nächsten Sommer knabenhafte Figuren mit Melonenhupen. Nur weil der Bauer gerade eine Frau sucht, müssen Sie nicht gleich eine blöde Kuh aus sich machen lassen. Machen Sie sich frei von jeglichen Einflüssen. Es ist Ihr Leben, und nicht das der doofen gehässigen Verkäuferin, die vielleicht nur einen schlechten Tag hatte, oder das Ihres Mannes, der selbst auch mal ein Körpertuning vertragen könnte. Kein Mensch, außer mir selbst, bestimmt darüber, wie ich mich am besten fühle. Ich bin weder wegen anderen zu dick, noch nehme ich wegen der anderen ab. Aber ich gehe mit mir selbst durch dick und dünn. Meine Figur ist Privatsache. Ganz privat bestimme ich, was zu tun und zu lassen ist. Und das sollte doch dann wenigstens Spaß machen.

Jährlich werden in Europa rund 93 Millionen Euro mit Produkten rund um das Thema Diät umgesetzt. Wahnsinn! Für

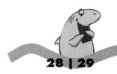

die Kohle könnte man sich Klamotten für ein ganzes Leben in allen nur lieferbaren Größen zulegen. Muss man auch, denn die meisten Diäten sind sauanstrengend und klappen trotzdem nicht. Macht nix. Ist nämlich Kundenbindung. Je dicker das Jo-Jo, desto treuer die Jünger der Abnehmgesellschaft. Diäten sind wie Tankstellen. Gäbe es nur noch Autos mit Batterieantrieb, müssten die alle dichtmachen.

Wieso aber hat bitte schön noch keiner eine Diät erfunden, die funktioniert – und das ohne Anstrengung? Eines haben nämlich alle gemeinsam: Sie sind Spaßbremsen.

Die bekanntesten Diäten – und eine, die Sie kennen sollten

Ich gehe davon aus, dass Sie nicht zum ersten Mal vorhaben, eine Diät zu machen. Sicher haben Sie bereits Bekanntschaft mit der Ananas-, Kartoffel- oder der Kohlsuppendiät geschlossen. Vielleicht war es aber auch eine etwas exotisch klingende Richtlinie des qualvollen Kasteiens wie Glyx, Montignac oder Atkins. Ganz zu schweigen von FdH, Trennkost und Zone. Was Diäten angeht, habe ich die Hosen an, sofern ich sie gerade zubekomme. Ich lerne komplizierte Fachbegriffe schneller als früher die Englisch- und Französischvokabeln in der Schule. Klar, es geht immerhin um meinen Körper, und dieser ist sensibel. Ich habe nicht nur einmal im Monat PMS – ich habe zusätzlich dazu noch lebenslang BMI. BMI oder, wie ich es heimlich nenne: **B**issig und **M**ies gelaunt **I**nklusive. Hier gilt, was auch für den Rest des Lebens in unserer Gesellschaft zu gelten scheint: Alles über 25 ist schlecht.

Die meisten Diäten stecken voller Verbote und Verzicht, die wie kleine Mistviecher hinter jedem noch so harmlosen Zeitschriftenartikel für Figuroptimierung lauern und einem die

Lust an der Freude aussaugen wie Vampire. Ich meine nicht sexy Robert Pattinson, sondern den leicht angeschimmelten Graf Dracula, wenn Sie verstehen. Am besten hisst man direkt zu Beginn die schwarze Fahne vor der Haustür und erklärt dem Umfeld den Krieg: Achtung, bissige Dauerdiäterin! Schon alleine das Wort: D-iiiiiiihhhh-ääääääähhh-t. Gehen Sie mal in einen Tunnel und sprechen das Wort laut und deutlich aus. Klingt wie Babygeschrei morgens um halb vier, wenn man um sechs Uhr einen wichtigen Termin hat.

Apropos Baby, manche Diäten sind so streng, dass man währenddessen nicht davor zurückschrecken würde, einem Kleinkind das Eis am Stiel zu klauen. Jetzt fühlen Sie sich ertappt, oder? Da sind Sie nicht allein.

Aus Presseberichten wissen wir, dass so manches dürre Model beim Anblick von Kohlenhydraten die Fassung verliert und mit heißen Bratpfannen um sich schlägt. Der ständige Verzicht auf süße Genüsse kann aber nicht nur zu Aggressivität führen, wie man immer wieder bei einer gewissen wunderhübschen Dame mit jamaikanischen Wurzeln sehen kann, auch die Denkleistung wird deutlich reduziert. So sagte die amerikanische Popsängerin Britney Spears einmal: »Ich muss oft nach Übersee reisen, zum Beispiel nach Kanada.« Wenn man ständig den Blick vom Essen abwenden muss, kann man eben schon mal die Orientierung verlieren. Genauso wie Paris Hilton, die auf die Frage, ob sie Angst vor der Schweinegrippe habe, antwortete: »Nein, das betrifft mich nicht. Ich esse ja kein Schweinefleisch!« Selig sind die Ahnungslosen, denn sie haben alles... außer eben Ahnung.

Auch als Moderatorin hat man es nicht immer leicht, im wahrsten Sinne des Wortes. Da mag man noch so selbstbewusst sein. Wenn man es nicht ist, schmerzt es umso mehr, dass man immer wieder überdeutlich auf seine Defizite oder, besser gesagt, die Extrapfunde aufmerksam gemacht wird. Zu-

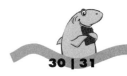

gegeben, mir selbst geht es ja auch so, wenn ich plötzlich den Menschen aus meinem TV-Gerät in freier Wildbahn begegne. Jeder und vor allem jede wirkt in natura wesentlich zierlicher und kleiner. Manchmal fühle ich mich wie ein großer dicker Elefant neben all den kleinen Elfchen. Wäre ich jetzt ein Technik-Freak, könnte ich Ihnen ganz genau erklären, wieso – nur so viel: Die Kamera zeichnet zuerst die Querlinien eines Bildes, dann die Längslinien auf. Dazu kommt der mehr als »contraschmeichelhafte« Weitwinkel. So wirken Männer groß und breitschultrig, Frauen hingegen einfach nur pummelig. Der Vorteil: Sobald eine Moderatorin die Fernsehwelt verlässt, nimmt sie automatisch ab – mein ganz persönliches tägliches Jo-Jo-Desaster.

Aber es gibt Schlimmeres. Zum Beispiel die Medienschaffenden selbst. Auch Redakteure aus dem Hochglanzbereich sind vor optischen Täuschungen nicht gefeit. Klar, wenn ich den ganzen Tag mit Supermodels im Fotoshop verbringe, kann ich schon mal schnell den Hang zu natürlichen normalen Frauen mit fortpflanzungsfähigen Figuren verlieren. Mittlerweile wird ja in der Werbung, aber auch in Modezeitschriften hemmungslos retuschiert. Der Mensch oder das menschenähnliche Ergebnis, das dabei herauskommt, wäre kaum eine Sekunde überlebensfähig, geschweige denn in der Lage, schwanger zu werden.

Die Krönung meines Alltags sind jedoch Anfragen wie: »Hätten Sie nicht Lust, mal für Kleidung in Übergrößen Modell zu stehen?« Ganz ehrlich? Gerne, denn die Branche boomt, und man kann mächtig viel Geld damit verdienen. Allerdings habe ich im Laden meine Kleidergröße 36 noch nie in der Abteilung für große Größen gefunden. Selbst wenn man die TV-Verzerrung berücksichtigt, kommen wir immer noch auf eine Kleidergröße von 38, maximal 40 – übrigens dem deutschen Durchschnitt.

Ich erzähle Ihnen das Ganze natürlich nicht, um hier um Mitleid zu buhlen – o. k. ein bisschen schon –, aber in erster Linie geht es mir darum, dass jeder für sich lernen soll, was seine Idealvorstellung von der richtigen Figur bedeutet. Das persönliche Wohlfühlgewicht – was ist das und wenn ja, wie viel ist richtig? Ich bin, wie Sie vielleicht schon bemerkt haben, kein großer Fan von Zahlen. Den richtigen Look für sich zu finden bestimmen alleine Sie! Es ist nämlich völlig egal, wie andere aussehen oder wie andere Sie vielleicht gerne hätten. Lassen Sie sich nicht beeindrucken von all den Reichen und vor allem Schönen. Heutzutage gibt es viel zu viele Möglichkeiten, seinen Körper zu tunen. Die Trickkiste für gutes Aussehen ist abgrundtief, Botox, Silikon, Push-ups oder Bauch-downs. Bei dem ganzen Hightech weiß man nie, was wirklich hinter oder besser unter dem öffentlichen Bild steckt. Gucken Sie also lieber sich selbst im Spiegel an, anstatt sich durch Blicke nach links und rechts verunsichern zu lassen.

Noch besser: Kreieren Sie Ihr eigenes Markenzeichen. Haben Sie ein tolles Dekolleté, dann zeigen Sie es. Natürlich nicht mit einem Ausschnitt bis zum Bauchnabel, sondern mit Stil und Klasse. Es gibt kein Gesetz, welches verbietet, bei rundem Po enge Jeans zu tragen, ganz im Gegenteil. Hat die Hose eine gute Passform, kann die richtige Klamotte Wunder bewirken. Heidi Klum moderiert schließlich auch TV-Sendungen, obwohl sie mit ihrer Stimme manchmal Glas zum Zerspringen bringen könnte. Alles eine Frage der Einstellung.

Die Suche nach der perfekten Diät rangiert in den Sehnsuchtslisten noch vor der Suche nach dem Traumprinzen. Der Grund – viele Frauen denken: »Wenn ich erst meinen perfekten Körper spazieren führe, dann läuft auch der Prinz nicht mehr an mir vorbei, sondern bleibt wie hypnotisiert stehen!« Besser wäre, er würde uns natürlich trotzdem nur wegen der inneren Werte lieben. Und wir lieben ihn so lange, bis er wieder anfängt, über unseren dicken Hintern zu meckern, den wir uns im Laufe der Beziehung dann doch wieder erfolgreich auf der Couch plattgesessen haben. Woran merkt man eigentlich, dass es Liebe ist? Wenn er ihr morgens die Marmelade aufs Brot schmiert. Woran merkt man, dass es vorbei ist? Wenn er ihr das Marmeladenbrot aus der Hand reißt!

Es ist ein Teufelskreis: Mehr Kilo bedeuten weniger Sex bedeutet mehr Orangenhaut bedeutet weniger Selbstvertrauen. Aus lauter Verzweiflung versuchen wir möglichst schnell unsere Kummerpfunde loszuwerden und entziehen dem Körper alles, was geschmacklich irgendwie Spaß machen könnte, denn lecker ist gleich schlecht, so haben wir es schließlich gelernt. Die Pfunde purzeln dann auch prompt ... und nach wenigen Wochen purzeln sie auch schon wieder drauf plus Zusatzzahl. Die gibt es gratis dazu, schließlich essen wir nach den meisten Diäten nicht nur genauso unüberlegt wie vorher, wir müssen den Verzicht irgendwie wiedergutmachen.

Oprah Winfrey verkörpert dieses berühmte Jo-Jo schon seit Jahren. Sie ist wahrscheinlich die weltweit bekannteste Diät-Abhängige und überrascht immer wieder mit neuen Formen und Füllen ihres prächtigen Körpers. Das Tolle daran: Gerade für diese Schwäche wird sie von ihren Fans geliebt. Image ist bekanntlich alles in der Promiwelt. (Zum Glück hat auch die Schokolade ihr Image nach einer endlosen Berg- und Talfahrt in den letzten Jahren ein wenig aufpolieren können.)

Trotzdem wird man ständig mit Methoden konfrontiert, die auf die merkwürdigsten Weisen unsere Problemzonen zum Schmelzen bringen sollen. Zugegeben, je abgefahrener die Idee, desto schneller falle ich drauf rein. Ich denke, ich bin da in guter Gesellschaft. Wir Frauen sind zwar meist modern, aber in puncto Aussehen und Gesundheit viel zu leichtgläubig. Die Kreativität und Dreistigkeit der Hersteller kennt keine Grenzen. Ehrlich, es wundert mich, dass bisher noch keiner

Kuhfladen in Tablettenform oder als praktischen Thermowickel auf den Markt gebracht hat. »Kuh Elsas Dung bringt Ihre Cellu in Schwung... auf Händen und Gesicht hilft's auch gegen Gicht – jetzt nur € 159,99 im Doppelpack!«

Ich wette, das wäre der Verkaufshit. Immerhin leiden 95 Prozent aller Frauen unter den Dellen. Der Rest ist entweder retuschiert oder nicht von dieser Welt. Deshalb haben Cremes gegen Orangenhaut jedes Frühjahr wieder Hochkonjunktur. Ja, die Badesaison ist quasi das Weihnachtsgeschäft für Kosmetikfirmen. Das Geld könnte man theoretisch auch die Toilette runterspülen – als Kunde, nicht als Hersteller natürlich. Alleine der Zug an der Spülung würde das Gewebe effektiver straffen als sämtliche Cremes zusammen. Es wäre auch sinnvoller, schließlich würde man nicht so viel Zeit verschwenden.

Ich möchte mich einfach nicht mehr für dumm verkaufen lassen. Werbung für Cellulitiscremes ist genauso glaubwürdig wie das Treuegelübde von Boris Becker. Die Theorie, cremen hilft gegen Dellen, wurde mittlerweile offiziell vom Verband deutscher Hautärzte widerlegt. Trotzdem wandern weiterhin jährlich unzählige Tiegel über den Ladentisch. Aber gut, manche rauchen ja auch, um den Stoffwechsel anzukurbeln, und andere ziehen sich sogar Kokain durch die Nase, um keinen Hunger mehr zu verspüren. Wir spritzen uns Chemikalien in den Bauch, schlucken bunte Pillen und quälen uns mit einseitiger Ernährung, nur damit wir nichts mehr spüren, alles Menschliche verlieren und um einem Schönheitsideal hinterherzujagen, über das wir an anderer Stelle boshaft lachen (die Leute natürlich ausgenommen, die noch nie über all die magersüchtigen Frettchen aus Hollywood und Co. gelästert haben).

Dafür lacht an anderer Stelle jemand über uns. Wahrscheinlich gibt es sogar eine Cellulitis-Mafia, die extra dafür gegründet wurde, uns Frauen eine Art Schutzgeld abzuschwat-

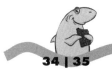

zen. Frei nach dem Motto: Wer nicht zahlen will, bleibt klein, dick und hässlich. Wenn man aber regelmäßig Kohle für Pflegeprodukte abdrückt, um in den Club der straffen Schenkel aufgenommen zu werden, merkt man schnell, dass dort eigentlich auch tote Hose herrscht. Das Neueste vom Neuen sind Kältekammern, in denen man sich gegen Gebühr im wahrsten Sinne des Wortes den Arsch abfrieren kann. Durch die Minusgrade wird das Fett tiefgekühlt, stirbt ab und kann dann ausgeschieden werden. »Entschuldigung, Sie haben Eiswürfel im Stuhl!« Irgendwas scheint aber dran zu sein. Zumindest würde das erklären, warum meine Füße so klein und schlank sind – die sind schließlich auch ständig kalt. Und auf meiner Reise nach Sibirien am Baikalsee habe ich tatsächlich die schönsten Frauen der Welt gesehen. Schön, knackig und straff dank Minusgraden von bis zu 50 Grad Celsius. Ich habe es trotz Verlockungen ewiger Jugend und überirdischem Aussehen nur etwa drei Sekunden im kalten Wasser ausgehalten. Dabei war es mitten im Sommer. Aber der See war so kalt, dass einem fast die Knochen gefroren sind.

Hierzulande gibt es noch ganz andere Möglichkeiten: Fettweg-Spritzen und Ultraschallgeräte z.B. versprechen, ohne großen Aufwand und Schmerzen die Zellen platzen zu lassen und das überschüssige Fett zu verscheuchen. Und natürlich Massagen, Massagen, Massagen. Besonders toll macht sich die Behandlung mit einer Unterdrucksaugglocke, die die berühmten Schlacken entfernen soll und damit das komplette Erscheinungsbild strafft. Blöd nur, wenn man dank schwachem Bindegewebe zu blauen Flecken neigt. Bei der Saugsache sieht das dann wahlweise nach Knutschfleck oder Massenschlägerei aus. Dann kann man erst einmal gar nicht mehr unter Leute, es sei denn, Sie treffen Schlümpfe. Die sind ganzkörperblau.

Besonders gerne erinnere ich mich an mein Stromexperiment. Viele nutzen diese Methode auch zum Abnehmen, ich wollte dem Aufbau meiner Muskulatur auf die Sprünge helfen. Durch die Stromschläge sollen die Muskelfasern nämlich zu schnellerem Wachstum angeregt werden. Das ist praktisch, insbesondere wenn zum Beispiel ein Schenkel weniger Muckis hat als der andere, so wie bei mir. Als die Assistentin allerdings anfing, meine Trainingsklamotten mit Wasser einzusprühen, wurde ich skeptisch. Worauf hatte ich mich da schon wieder eingelassen? »Damit's den Strom besser leitet!« Na, toll. Da war es wieder, mein Grundsatzproblem: erst machen, dann denken. Wok-WM, Fallschirmspringen, Air Race, waghalsige Figuren beim Eistanz ... irgendwie war bisher alles gutgegangen. Bis jetzt. Urplötzlich musste ich an den Föhn in der Badewanne denken. Wenn schon sterben, dann bitte mit anständiger Frisur und nicht auf einem Sportgerät. Panik machte sich breit, als mir »Miss 1000 Volt« die Elektroden auf den Körper klebte. Das ist ähnlich wie beim EKG, wenn es darum geht, Herz-Kreislauf-Funktionen zu testen. »Ich ... ich möchte das vielleicht heute lieber doch nicht ausprobieren ...« Einen Versuch war es wert. Als meine Widerrede jedoch komplett ignoriert wurde, stieg ich todesmutig gewässert und verkabelt auf das Trainingsgerät, an welchem man Art und Intensität der Stromschläge einstellen konnte. Die letzten Worte der Assistentin, »Sagen Sie Bescheid, wenn es zu stark wird«, beruhigten nicht besonders, allerdings entdeckte ich keinerlei Totenköpfe oder andere Gefahrenzeichen, also ließ ich mich doch drauf ein. Um ehrlich zu sein, mir ging vorher ganz schön die Pumpe. »Autsch!!«, schrie ich entsetzt, als der erste Stromschlag meinen Allerwertesten erreichte. »Der Trick ist, dass man während der Impulse die Muskulatur anspannt und diese dadurch schneller wächst.« Ach so. Das hätte sie ja auch gleich sagen können. Mit etwas mehr Muskelkraft und Disziplin war das Ganze dann auch weniger schmerzhaft und fühlte sich eher so an, als würde einem einer ständig mit dem Finger in den Po oder die Schenkel pieken. Und es funktionierte wirklich. Allerdings nur so lange, bis man mit dem Elektrotraining wieder aufhört. Dann lässt das rapide Muskelwachstum rapide nach, und alles ist wieder fast beim Alten. Und der größte Nachteil: Der Spaß ist natürlich nicht umsonst. Pardon, umsonst ist er schon, aber eben nicht kostenlos.

Ähnlich teuer war meine Erfahrung mit einer Methode, bei der man den Körper einem Vakuum aussetzt. Dafür muss man nach einer ausführlichen Vermessung der inneren und äußeren Fett-, Wasser- und sonstigen Werte erst einmal in einen ziemlich albernen Ganzkörperanzug steigen oder wahlweise seinen Unterkörper halb liegend in eine Raumkapsel schieben. Diese Geräte erzeugen wie ein Staubsauger Unterdruck, während man 20 Minuten lang leichte Übungen wie Radfahren oder Gehen betreibt. Ich hatte mich für die Kapsel und fürs Pedaltreten entschieden. Der Zeitpunkt des Trainings war gut gewählt, denn außer mir und der Empfangsdame war keiner im Fitnessstudio. »Damit Sie mit der Methode ein optimales Ergebnis erreichen, sollten Sie zusätzlich noch von unserem Sauerstoff Gebrauch machen. Das ist supertoll und schafft zudem ein jugendliches Aussehen!«, meinte die Betreuerin, während sie mir eines der Geräte unter die Nase klemmte, die ich bisher nur aus der Intensivstation der TV-Serie »Emergency Room« kannte. Aber die Worte »jugendliches Aussehen«, gepaart mit »weniger Körperumfang«, lösen bei mir fast immer eine Art Schlüsselreiz aus. Ich werde willenlos, und mein Kopf beginnt zu nicken. Das Wahnsinnsergebnis genau so vor Augen wie die neuen Jeans, die ich mir kaufen wollte, überstand ich zehn Sitzungen à 20 Minuten. Endlich war es dann so weit. Mehrere Zentimeter weniger Umfang, weniger Fett, weniger alles. So zumindest war es mir versprochen worden, und nur deshalb habe ich auch durchgehalten. Nicht, dass das Training sonderlich anstrengend gewesen war. Im Vergleich zu den Elektrostrapazen war das Vakuum-Ufo der reinste Spaziergang. Ganz ehrlich? Ich fand es nicht nur einfach, sondern total öde. Für ein hyperaktives Geschöpf bedeutet körperliche Ertüchtigung eben nicht im Schneckentempo Radfahrbewegungen zu simulieren. Aber mir blieb ja immer noch die Aussicht, endlich schön zu sein.

Am Tag X war es dann so weit, und ich wurde erneut vermessen wie ein Stück Rind auf dem Weg zur Metzgerei. Mein Ergebnis war, betrachtet man all die Strapazen und Kosten, einfach nur niederschmetternd. Meine Fettwerte hatten sich verschlechtert. »Sie haben sicher zu wenig getrunken«, hieß die wenig befriedigende Erklärung. Sicher. Schließlich ist Trinken gerade beim Thema Abnehmen eine Universal-Antwort auf alles.

Zur Verteidigung aller muss gesagt werden, dass es natürlich auch Menschen gibt, die auf diesen Hightech-Schnickschnack anspringen. Aber erstens wirken die Sachen nicht bei allen gleich gut und zweitens leider nur zeitweise. Hört man mit der Sache auf, kommt der Umfang wieder, und die Muskulatur erschlafft. Bei der einen später, bei mir meist eher früher.

In einer Beziehung sind wir jedoch alle gleich: Den Weg zum Kühlschrank vergessen wir trotz schlechtem Orientierungssinn leider nicht so schnell, und: Wir können rechnen. Von wegen: Frauen sind schlecht in Mathe. Ich könnte Ihnen sämtliche Kalorientabellen in fünf Sprachen rauf und runter beten, inklusive gesellschaftlich vorgeschriebenem Brustumfang, gesetzlich festgelegten Konsistenzen von Hüftspeck und des vom TÜV zugelassenen Tiefengrades der Dellen an den Oberschenkeln. Aber wissen Sie was? Das ist der Ballast, den man als Frau schleunigst loswerden sollte. Eine gründliche Gehirnentschlackung kann manchmal wahre Wunder bewirken!

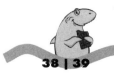

Entschlacken – als ich das Wort vor ein paar Jahren zum ersten Mal hörte, hatte ich keine Ahnung, aber dafür ganz merkwürdige Assoziationen. Schlacken – grüne Monsteralgen, die in meinem Organismus ihr Unwesen treiben. Woher kommen die, und wo wollen die hin? Ich war völlig schockiert. »So etwas« wollte ich natürlich keinesfalls in meinem Körper haben. Also, weg damit durch **Heilfasten**. Das dient nämlich vorrangig der Entgiftung und Entschlackung und ist eine der absurdesten Diäten, die ich jemals ausprobiert habe. Wochenlanges Nuckeln an Gemüsesaft und Glaubersalz sollten nicht nur die ungeliebten Schlacken vertreiben, sondern auch mich zur Erleuchtung führen. Natürlich ist Heilfasten eigentlich keine Diät, um abzunehmen, sondern wie gesagt um den Körper zu entgiften und den Geist zu erleuchten. Wer's glaubt! Für die meisten besteht im Heilfasten dennoch der Reiz darin, dass man schnell Pfunde verliert. Ganz ehrlich, ohne die Aussicht auf sieben Kilo in zwei Wochen wäre ich anfangs sicher nicht so tiefenmotiviert gewesen – trotz der grausamen Vorstellung der Schlacken, die ich früher oder später zu sehen bekommen sollte und die wie ein dunkler Schatten über meinen Gemüsesaftflaschen schwebten.

Beim Heilfasten verliert man tatsächlich relativ schnell viel Gewicht. Jedoch nur in Form von Wasser. Die Fettdepots bleiben in der kurzen Zeit meist dort, wo sie sind. Der Organismus schaltet spätestens nach drei Tagen einfach auf Hungerstoffwechsel, also »Dauersparflamme«, die Verdauung wird nahezu eingestellt. Ohne Bitter- bzw. Glaubersalz ginge wahrscheinlich gar nichts mehr.

Nach zwei Tagen Vorbereitung und dem ersten Tag voller bunter Säfte gingen weder die Schlacken sichtbar von dannen, noch verspürte ich ansatzweise etwas, was einer Erleuchtung nahegekommen wäre. Wie bei jeder Form der Gewichtsreduktion muss man, denke ich, einfach der Typ dazu sein.

Ich esse für mein Leben gern. Es heißt schließlich auch *Lebens*mittel. Daher war der Reiz des Neuen, zu jeder Mahlzeit einen Gemüsesaft zu trinken, bereits am zweiten Tag verflogen. Das Bittersalz am frühen Morgen hat mir den Rest an Motivation entzogen. Selbst mit zugehaltener Nase ließen sich meine Geschmacksnerven nicht austricksen. Ekelhaft! Noch dazu ohne Aussicht auf irgendein leckeres Highlight begann ich mich bereits an Tag zwei genusstechnisch total zu langweilen. Als sich dann am dritten Tag der Tomatensaft immer noch nicht schön- bzw. leckerreden ließ und außerdem immer noch keine Erleuchtung einsetzte, sich mein sonst so übersprudelnder Kreativitätsspiegel gen null bewegte und ich beim Anblick des Nachbardackels zu halluzinieren begann und ihn mir als Brathuhn mit Äpfeln gefüllt als deftiges Mittagessen vorstellte, gab ich auf. Auch die Bilanz auf der Waage – drei Kilo in drei Tagen, irre! – konnte mich keine Sekunde länger dazu bewegen, weiterzumachen. Zähne sind schließlich zum Kauen da. Als ich kurz davor war, auf dem Anleitungsbüchlein herumzukauen, weil mich die Farben plötzlich so appetitlich ansprachen, kam sie endlich: die Erleuchtung! Ich erkannte, dass ich das heilende Fasten abbrechen musste und – fühlte mich endlich großartig.

Die drei Kilo waren binnen zwei Tagen wieder drauf, plus einem Extrakilo, schließlich musste ich die verlorene Zeit ja mit zusätzlichen Schlemmereien wiedergutmachen. Der Dackel blieb natürlich verschont. Mein einziger Trost: Die Fastenkur kostete inklusive Buch nicht mehr als 20 Euro. Ein geringer Einsatz im Vergleich zu dem, was man sonst so für Diätmittelchen auf die Theke blättern darf.

Ein ähnliches Prinzip zur Entgiftung ist die **Mayr-Diät**. Hier gibt es zur Entschlackung und »Säuberung« des Körpers noch weniger Abwechslung: nämlich wochenlang nur in Milch ein-

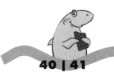

geweichte Brötchen und Tee. Das Ganze ist noch einseitiger als eine Saftkur und daher nichts für Menschen, die ein langes und gesundes Leben voller Freude und Genuss haben wollen.

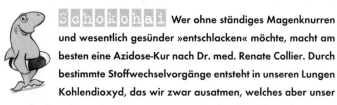

Schokohai **Wer ohne ständiges Magenknurren und wesentlich gesünder »entschlacken« möchte, macht am besten eine Azidose-Kur nach Dr. med. Renate Collier. Durch bestimmte Stoffwechselvorgänge entsteht in unseren Lungen Kohlendioxyd, das wir zwar ausatmen, welches aber unser Zellmilieu dennoch »sauer« macht. Die Zellen brauchen aber einen möglichst neutralen pH-Wert (pH 7,34 bis pH 7,40), um effektiv arbeiten zu können. Ist der Wert niedriger oder höher, werden gewisse Prozesse lahmgelegt. Im schlimmsten Fall steht der Stoffwechsel ganz still, und unsere Zellen werden vergiftet. (Teststreifen zur Feststellung Ihres pH-Wertes bekommen Sie in jeder Apotheke.) Bei der Azidose-Kur werden zur »Entsäuerung« hauptsächlich basische Lebensmittel gegessen. Ergänzt wird die zwei- bis dreiwöchige Kur durch Leberwickel, Bauch- und Bürstenmassagen und leichte Bewegung an der frischen Luft. Die verstärkte Entgiftung kann zu Mundgeruch führen (Ketose).**

Ähnlich »erfolgreich« kann man mit der **Kohlsuppendiät** abnehmen. Dank Heidi Klum erfreut sie sich höchster Beliebtheit, immerhin sieht das Topmodel wirklich immer top aus. Wer das Süppchen aus Sauerkraut oder Kohl und Zwiebeln schon mal gelöffelt hat, fragt sich jedoch, wie beliebt das Model tatsächlich während der Diätzeit ist, schließlich könnte man der Kur auch den Untertitel »Pups dich schlank und einsam« verleihen.

Eine Freundin von mir, übrigens eine der wenigen, die ich kenne, die diättechnisch zu dem Zeitpunkt völlig jungfräulich war, ist dem Kohl auf den Leim gegangen. Zu aller Schande hat sie nicht einmal ein Kilo dabei abgenommen. Die partielle

Zunahme von Methangasen konnte zwar unsere dicke Freundschaft nicht zerstören, aber ihr war es dennoch sehr unangenehm.

Schokohai **Kohl und Zwiebeln sind reich an Cellulose, die einen empfindlichen Darm (und Menschen mit Gewichtsproblemen haben meist einen empfindlichen Verdauungstrakt) zusätzlich reizen können. Besser verträglich werden Kohlsorten, wenn man sie vor der Verarbeitung einmal einfriert.**

Mal abgesehen von den geräuschvollen Nebenwirkungen hat man nach kurzer Zeit, genau wie beim Heilfasten, das Bedürfnis nach fester Nahrung und natürlich nach Abwechslung. Der Jo-Jo-Effekt kann also kommen. Meine Kohlsuppen-Freundin hat mittlerweile alles wieder gut verdaut. Zwar ohne Gewichtsabnahme, aber sie ist wenigstens ohne Jo-Jo davongekommen.

Die **Ananas-Diät** besteht, wie der Name schon sagt, aus nur einem Lebensmittel: der Ananas. Daher ist sie natürlich sehr einfach zu realisieren, und wer Ananas mag, wird sicherlich ein, zwei Tage durchhalten. Ich hab das Ganze mal vor Jahren getestet. Anfangs sogar voller Begeisterung. Schließlich ist Ananas eine köstliche Südfrucht. Ich schlug mir also bereits morgens damit den Bauch voll. Das ging, obwohl ich zum Frühstück eigentlich kein großer Freund von Süßem bin. Als Vormittagssnack gab es erneut Ananas, diesmal entschied ich mich gegen die Scheibchen und bereitete sie mir cremigflüssig im Mixer zu. Abwechslung muss schließlich auch bei monothematischen Diäten sein. Leider macht alleine die Konsistenz noch keinen Spannungsbogen. Anna-anna-anna-nas, Ananana-nana-naaeeein! Gegen 12 Uhr 10 begannen meine Gedanken zu rotieren, und zwar nur um ein einziges Wort. Nicht Ananas, sondern »Käsebrot«. Meine Zunge brannte. Um

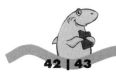

13 Uhr war es dann so weit, und ich habe die Diät wieder beendet. Die Stulle mit Ziegengouda und Senf hat übrigens extrem lecker geschmeckt.

Mit etwas mehr Willenskraft wäre die Tortur sicherlich effektiv, um jedoch in den Genuss der Superverdauungsenzyme der Ananas zu kommen, müsste man die Frucht schon kiloweise verdrücken. Dazu kommt ein Überschuss an Fruchtzukker, der wiederum nicht gesundheitsfördernd ist.

Nach meiner Mono-Erfahrung (ich hatte dergleichen übrigens mehrere, denn auch einen Tag voller Äpfel und sonst nichts kann man prima mit einer Tüte Paprikachips beenden) schätze ich, dass einen wahrscheinlich sogar ein Richter freisprechen würde, wenn man in der Zeit nachts einen Supermarkt überfallen würde, um an eine Tüte Knabberzeug zu kommen. Mal abgesehen davon, dass Sie dem Jo-Jo-Effekt direkt einen Platz auf der Couch reservieren können.

Eine etwas abgeschwächte Variante der Ananas-Diät wurde vor allem durch die legendäre Uschi Glas berühmt. Die Schauspielerin ersetzt einfach ihr Frühstück durch eine Portion Ananas, nutzt den vermeintlichen Vorteil der enzymhaltigen Frucht und sorgt den restlichen Tag durch Eiweiß und wenig Kohlenhydrate für eine ausgewogene Ernährung. Ganz so einfach scheint das aber nicht zu sein. Durch ihren Exmann und diverse Gazetten wissen wir, dass gerade diese Form der Ernährung oft zu Streitereien geführt haben soll. Die Hautcreme-Affäre und der Sohnemann haben damit jedoch nichts zu tun. Arme Uschi. Heute ist sie ja zum Glück wieder froh.

Bei der **Zitronensaft-Kur**, die viele durch Promis wie Beyoncé, Katy Perry oder Naomi Campbell kennen, trinkt man täglich zwei bis drei Liter einer Mischung aus Zitronensaft, Ahornsirup und Cayenne-Pfeffer. Das soll den Stoffwechsel ankurbeln und Körperfett schneller verbrennen. Es gibt allerdings keinerlei Studien darüber, dass gerade diese Inhaltsstoffe das Fett schmelzen lassen. Mal abgesehen vom Ahornsirup, also Fruchtzucker, kommt diese Ernährungsweise einer Nulldiät gleich. Ich bekomme alleine beim Aufschreiben schon Magenschmerzen und verstehe immer mehr, wieso Miss Campbell manchmal etwas aggressiv drauf ist. Stellen Sie sich vor, Sie trinken den ganzen Tag solches Zeugs, sind dann mal kurz unterwegs und weit und breit ist keine Toilette in Sicht. Immerhin trägt diese Diät den Spitznamen »Cleanse-Diet« – Meister Proper für innen. Furchtbar! Nein, eigentlich möchte man sich das gar nicht vorstellen.

Das Prinzip der **Atkins-Diät** basiert auf einer fettreichen und kohlenhydratarmen Ernährung. Die Diät ist in vier Phasen aufgeteilt, wobei in der ersten Phase nur 20 Gramm Kohlenhydrate täglich zu sich genommen werden. Dadurch bleibt der Blutzuckerspiegel niedrig, und der Organismus holt sich automatisch die benötigte Energie durch den »Fettstoffwechsel«. In der letzten »Phase« stagniert die Gewichtsabnahme. So weit klingt das Prinzip sehr sinnvoll, da unser Körper seine Energie durchaus über andere Nahrungsmittel beziehen kann. Leider fehlt es der Zusammenstellung an Ausgewogenheit. Atkins empfiehlt sogar selbst, zusätzlich zur Diät Mineralsstoffe und Vitamine in Tablettenform einzunehmen, damit kein Mangel entsteht. Sehr reizvoll. Das ändert leider immer noch nichts daran, dass der Fettgehalt der Diät bei über 50 Prozent liegt und durch das Weglassen von Vollkornprodukten dem Körper zu wenig Ballaststoffe zugeführt werden. Das kann den Stoffwechselapparat schädigen, zu Verstopfung oder Durchfall, Leberschäden oder Niereninsuffizienz führen.

Schokohai Bei einer kohlenhydratarmen Diät greift die Leber statt auf Glukose auf Fettsäuren zu, die Fettreserven des Kör-

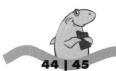

pers werden also angegriffen und abgebaut. Als Nebenprodukte entstehen die sogenannten Ketone. Das ist eine Reaktion darauf, dass der Organismus auf »Hungerstoffwechsel« umschaltet. Das ist erst einmal nicht schlimm. Erhöht sich die Anzahl der Ketone, wirkt das angeblich sogar appetithemmend. Man spricht dann von Ketose, die sich durch verstärkten Mundgeruch erkennen lässt. (Die Bezeichnung Keton leitet sich übrigens vom Stoffwechselprodukt Aceton ab. Das Wort haben Sie sicher schon mal in Verbindung mit Nagellackentferner gehört.) Übertreibt man es, verursachen zu viele Ketone eine Unausgeglichenheit im Säure-Basen-Haushalt, der Stoffwechsel steht still, was zu einem diabetischen Koma führen kann.

David Kirsch macht die Promis schlank. Man könnte schon fast sagen, er ist der Messias aller Schnellschlanken. Nur mit dem Unterschied, dass er nicht Wasser zu Wein, sondern Fett in Muskeln verwandelt. In Deutschland kennt man ihn vorrangig durch Frau Klum. (Sie erinnern sich. Das ist die mit der hohen Stimme und der Krautsuppe.) Seine Methode ist eine Mischung aus strengen Ernährungsregeln und viel Bewegung. Grundsätzlich ist ein ausgewogenes sportliches Training natürlich super, um den Body zu bilden. Denn dadurch wird zusätzlich zur Kalorienreduktion auch der Grundumsatz erhöht.

Schokohai Der Grundumsatz eines Menschen bestimmt darüber, wie viel Energie für das tägliche »Überleben« gebraucht wird. Je höher der Grundumsatz, desto mehr Kalorien werden vom Körper gebraucht, um alle Stoffwechselvorgänge zu bewältigen.

David Kirsch, den Drillinstruktor der Superreichen, leistet man sich besonders gerne, wenn gerade eine Schwangerschaft über die Bühne gegangen ist. In wenigen Wochen schmelzen die Pfunde nur so dahin. Aber der Ernährungs- und Sportplan ist knallhart und wegen der Einseitigkeit nicht sonderlich gesund. Eigentlich muss man hier auf alles verzichten. Viele Mahlzeiten werden sogar durch teure Protein-Shakes ersetzt, und wahrscheinlich schmilzt neben dem Hüftspeck auch die gute Laune. Natürlich nicht bei Heidi Sonnenschein und den anderen Victoria's-Secret-Engeln. Die hüten ihr Geheimnis – wie man trotz Sauerkrautsuppe leise die Adduktoren und den Gluteus Maximus stählt – wie einen Goldschatz. Vielleicht ist der Supertrainer aber auch einfach nur so teuer, dass man sich nichts anderes mehr leisten kann. Nicht mal eine schmerzverzerrte Mimik.

Wissenschaftlich betrachtet ist ein derartiger Crashkurs nicht zu empfehlen. Er kann der Gesundheit schaden, und – genau! – bei zu viel Verzicht lauert auch wieder das Jo-Jo hinter der nächsten Straßenecke. Denn der Körper stellt sich schneller um, als man denkt, und setzt im Nachhinein bei normaler Ernährung wesentlich schneller wieder Fettreserven an. Wer also nicht unbedingt die nächste Germany's-Next-Topmodel-Akteuse werden will, sollte den Kirsch im Dorf lassen.

Die **Zone-Diät** soll für einen ausgeglichenen Hormonhaushalt sorgen. Britney Spears hat ihr wahrscheinlich sogar ein Liedchen gewidmet: »In the Zone«. Da singt und tanzt sie mit Madonna und sieht zugegebenermaßen wirklich scharf aus. O.k. Ich denke nicht, dass es in dem Song um Diäten geht. Obwohl, bei Britney weiß man nie. Schließlich hat sie ja auch immer wieder mit den Verlockungen des Lebens zu kämpfen. Ich persönlich finde, dass sie eine Topfigur hat. Leute, die Frau hat zwei Kinder! Da ist man nun mal nicht immer topgestylt und supergelaunt. Ich schaffe das nicht mal ohne Nachwuchs.

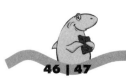

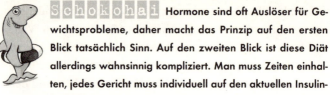

Schokohai Hormone sind oft Auslöser für Gewichtsprobleme, daher macht das Prinzip auf den ersten Blick tatsächlich Sinn. Auf den zweiten Blick ist diese Diät allerdings wahnsinnig kompliziert. Man muss Zeiten einhalten, jedes Gericht muss individuell auf den aktuellen Insulinspiegel abgestimmt sein, und man wird mit einem neuen Vokabular versorgt, welches in anderen Situationen schon oft zu Essstörungen geführt hat. Es gibt beispielsweise laut dem Erfinder Sears »gute« und »schlechte« Nahrung, Essen ist eine »Droge«, die die Körperfunktionen beeinflussen kann usw. Als dauerhafte Ernährungsumstellung funktioniert die Zone-Diät auch nicht, da die Aufteilung der zu verwendenden Nahrungsgruppen nicht zu einer ausgeglichenen Ernährung führt.

Die **Hollywood-Diät** – mittlerweile denkt man da ja zuallererst einmal ans Fettabsaugen, Facelifting und Botox-to-go. Ähnlich grausam geht es hier auch zu. Die Diät erlaubt nur 500 bis 800 Kalorien am Tag. Da ist der große Hunger vorprogrammiert, insbesondere, wenn man zusätzlich noch Sport treiben möchte. Glauben Sie mir, ich weiß, wovon ich spreche. Das Einzige, was man bei der Diät lernt, ist Rechnen. Ansonsten bekommt man nicht nur schlechte Laune und Gelüste auf so gut wie alles, was verboten ist. Es fehlt an Ballaststoffen für die Verdauung und Entgiftung, an Kohlenhydraten sowieso, und Mineralstoffe sind ebenfalls Mangelware. Im Grunde ist diese Form des Abnehmens auch nichts anderes als eine Crash-Diät. Dann kann man das Essen gleich ganz sein lassen, wesentlich gesünder ist diese Diät auch nicht.

FdH – heißt ja übersetzt nichts anderes als »Friss die Hälfte«. Bei unserem Überangebot an Speisen und der daraus hervorgehenden Überernährung klingt das Ganze erst einmal sehr gut. Denn verhungern muss in unseren Breitengraden wohl kaum einer. Außerdem muss man hier weder abwiegen noch irgendetwas ausrechnen oder seltene Nahrungsmittel suchen. Man teilt einfach nur die Essensmenge durch zwei und isst nur die eine Hälfte. Mengenmäßig betrachtet liegt man damit gar nicht mal so falsch, da unsere Portionen meist zu groß gewählt sind. Laien, die sich nicht *ausgewogen* ernähren, können durch FdH ihren Mangel an lebenswichtigen Nährstoffen *verschlimmern*. Besser als das klassische FdH ist eine Umstellung auf gesunde Lebensmittel und eine bewusste Nahrungsaufnahme.

Bei der **Montignac-Methode** oder **Glyx-Diät** meidet man Lebensmittel, die den Blutzuckerspiegel schnell ansteigen lassen. Ein paar Tipps dieses Prinzips kann man ruhig beherzigen. Wer weißen Industriezucker reduziert oder ganz weglässt, bestimmte Obstsorten und Fertigprodukte meidet, wird mit Sicherheit auf gesunde Art und Weise abnehmen. Das mache ich auch, und bis auf die ersten drei Tage Zuckerentzug geht es mir wesentlich besser. Was diese Diät allerdings wieder kompliziert macht, ist die strikte Trennung zwischen eiweiß- und kohlenhydratreichen Lebensmitteln und die teilweise merkwürdigen Vorschläge, wie zum Beispiel drei Eier auf einmal zu essen.

Schokohai Bei der Verdauung von Lebensmitteln mit hohem glykämischen Index, wie zum Beispiel Weißmehl, Kartoffeln und Zucker, entsteht Insulin. Insulin wird auch gerne als »Dickmacher-Hormon« bezeichnet. Es hemmt den Abbau von Fettdepots und regt den Appetit auf mehr kurzkettige Kohlenhydrate an. Kurzkettige Kohlenhydrate sind diejenigen, die durch ihre Struktur quasi direkt auf den Hüften landen, weil der Körper keine anderweitige Verwendung dafür hat – es sei denn, man läuft gerade einen Marathon.

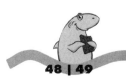

Bei der langen Liste an Diäten dürfen natürlich auch die **Schokoladen-Diäten** nicht fehlen. Hier gibt es mehrere Variationen, die alle versprechen, dass man durch den Genuss von Schokolade abnehmen kann. Mit ausgewogener Ernährungsumstellung und dem Nutzen der Kakaowirkstoffe hat keine etwas zu tun.

Entweder soll man täglich zwei Tafeln Schokolade essen und sonst gar nichts. Das Prinzip ist also das einer jeden Mono-Diät: Man isst nur ein einziges Lebensmittel. In dem Fall weiße, Vollmilch- oder Zartbitterschokolade. Allerdings ohne jegliche Füllung, keine mit Nüssen, Marzipan oder anderem. Einfach zu realisieren ist das in jedem Fall. Länger als eine Woche sollte man das jedoch nicht machen, da es zu ernsthaften Mangelerscheinungen an Vitaminen, Mineralstoffen und Ballaststoffen kommt. Außerdem kann man wahrscheinlich spätestens nach dem zweiten Tag keine Schoki mehr sehen – und das wäre doch wirklich schade!

Die zweite Variante ersetzt einfach andere Lebensmittel durch Schokolade, und zwar genau in der Menge der »gesparten« Kalorien. Das bedeutet: zu viel Zucker, viel Herumrechnerei und ebenfalls ein deutlicher Mangel an lebenswichtigen Stoffen.

Verwechseln Sie also nicht die Schokoladen-Diäten mit meiner Schoko-Diät, die Sie ohne schlechtes Gewissen über Monate ausprobieren können.

Meine Schoko-Diät – endlich abnehmen mit Genuss bietet Ihnen nicht nur eine ausgewogene Ernährung. Hier gibt es keine strengen Vorschriften, kein lästiges Abwiegen und Kalorienzählen. Sie können nichts falsch machen. Sie erreichen Ihr Wohlfühlgewicht in erster Linie, indem Sie sich wohl fühlen. Das Thema Essen wird nicht mehr zum Hauptaugenmerk. Nahrung ist keine Bedrohung, sondern etwas Tolles. Alles ist erlaubt, und durch die positiven Eigenschaften des Kakaos »lernt« Ihr Körper, sein Gleichgewicht wiederzufinden. Irgendwann werden Sie den Punkt erreicht haben, an dem die Pfunde fast wie von selbst verschwinden. Sie sparen Zeit, Geld und schlechte Laune. Dafür bleibt mehr Platz für wesentlich wichtigere Themen, zum Beispiel: Wo geht's zum nächsten Outlet-Center? Schließlich muss man sich zwischendurch ja mal für das gute Ergebnis belohnen.

Schokohai Vor jeder Mahlzeit wird eine Dosis hochprozentige Schokolade gegessen. Durch den zeitlichen Abstand wird vom Gehirn das Sättigungsgefühl bereits VOR der eigentlichen Mahlzeit aktiviert. Das bedeutet: Sie haben vor dem Essen weniger Hunger. Kakao mindert zusätzlich den Appetit auf Süßes, bei regelmäßigem Genuss sogar dauerhaft. Durch das erlaubte Naschen werden positive Hormone ausgeschüttet, die den Schlankheitseffekt erhöhen. In der richtigen Kombination mit Bewegung und einer gesunden Einstellung zum Essen wirkt die Schoko-Diät wahre Wunder.

So »erfand« ich meine Schoko-Diät

Schokolade bedeutet im Ursprung des Wortes soviel wie »die Speise der Götter«. Meiner Meinung nach eine durchaus würdige Bezeichnung für dieses Wundermittel. Alleine im letzten Jahr haben die Deutschen pro Kopf nahezu zehn Kilogramm Schokolade vernascht – das bedeutet, jeden Tag ein Drittel einer 100-Gramm-Tafel. Was für eine Sünde, sagen die einen. Die perfekte Dosis, sagen die anderen. Ich persönlich gehöre in dem Fall lieber zu »den anderen«. Wer sich ständig damit beschäftigt, sein Äußeres aufs äußerste zu reduzieren, verpasst so schrecklich viel. Ich möchte mit diesem Buch beweisen, dass man mit seinem Körper Frieden schließen kann, ohne auf

Spaß und Genuss zu verzichten. Ganz im Gegenteil. Machen Sie Ihr Leben schöner und leckerer. Für mich persönlich hat es schon funktioniert. Bescheiden gesprochen: Die Schoko-Diät hat mein Leben verändert.

Jahrelang habe ich mich mit Diäten gequält und die Schädigung meiner Gesundheit und meines Wohlbefindens in Kauf genommen. Ich habe mit Anfang zwanzig begonnen, meine Ernährung umzustellen, und versuche seitdem, so viel wie möglich über Gewohnheiten und über den Umgang mit Lebensmitteln zu erfahren. Natürlich bin ich ein großer Fan von Bio-Produkten. Seit Jahren unterstütze ich als Bio-Botschafterin das Bundesprogramm ökologischer Landbau, weil für mich Nachhaltigkeit und Genuss Hand in Hand gehen sollten. Wenn man jedoch in Deutschland lebt, kann man nicht immer nur konsequent auf saisonale regionale Produkte zurückgreifen, wenn man sich ausgewogen ernähren möchte. Unser Klima hierzulande ist einfach nicht dafür geschaffen, ganzjährig ausreichend vitaminreiche Kost für unseren Organismus wachsen zu lassen. Mittlerweile können wir dafür fast immer alles bekommen, was das Schlemmerherz begehrt. Das klingt erst einmal super. Aber dadurch ist es auch schwer, den Überblick zu behalten und die sinnvollen von den weniger sinnvollen Verlockungen zu unterscheiden.

Auf meinen vielen Reisen rund um den Erdball habe ich immer mehr dazugelernt. Je unbelasteter und natürlicher ein Produkt ist, desto schmackhafter und gesünder ist es auch. Essen kann ein Statussymbol sein, für mehr Sinnlichkeit und ein langes gesundes Leben sorgen. Ein schlechtes Gewissen muss dabei übrigens keiner haben. Ganz im Gegenteil. Die ältesten Völker leben auf Sardinien und irgendwo in Japan. Die Speisepläne könnten wohl nicht unterschiedlicher sein. Aber beide haben etwas gemeinsam: Sie essen Produkte aus der Umgebung, und das ist gut so. Anders als bei uns haben Mensch und Esskultur parallel zueinander eine gesunde Evolution mitgemacht. Auf Sardinien lebt man Bio, obwohl die meisten sich dessen wohl gar nicht bewusst sind. Die Sarden bevorzugen einfach naturbelassene unveränderte Nahrung. Du bekommst, was du siehst, schlicht und einfach. Die Asiaten verbinden in ihrem Speiseplan die Lust am Essen mit dem Zweck der optimalen Energieauswertung. Die Ernährung ist fast schon eine Wissenschaft für sich. Gerade in Asien werden Mahlzeiten häufig viel mehr zelebriert als hier.

Da ich irgendwann die ganze Quälerei rund ums Kalorienrechnen, Abwiegen und Verzichten im wahrsten Sinne des Wortes satt hatte, dachte ich, es muss doch etwas geben, was die asiatische Philosophie mit unserer westlichen Überflussgesellschaft vereint. Schließlich können wir hier nicht ständig nur Algen und Fisch essen. Wir leben, was die Auswahlmöglichkeiten, sich zu ernähren, angeht, im puren Luxus. Trotzdem ist es schick, auf möglichst viel zu verzichten. Zumindest, wenn man ein paar Kilo zu viel hat. Von Natur aus dünne Menschen – ja, die gibt es auch – essen stattdessen nach Herzenslust gerade das, worauf sie Appetit haben. Wieso also nicht selbst zum Alltagsgourmet werden? Nur die Dinge essen, die einem wirklich guttun und schmecken? Gesund sollten sie sein, aber eben auch unwiderstehlich lecker? Da gibt es eigentlich nur eins: Schokolade!

Wenn man Schokolade mag, kann man das auch ruhig zugeben. Kinder haben damit übrigens kein Problem. Als ich vier Jahre alt war, hatte ich eine Freundin in meiner Nachbarschaft. Bei der gab es immer ganz besonders leckere Schokoriegel. Um ehrlich zu sein, bin ich eigentlich mehr wegen der Schokolade zum Spielen gekommen. Die Kleine war nicht sonderlich beliebt, aber ich war wirklich immer nett zu ihr.

Wenige Jahre später habe ich dann – ohne das Nachbarmädchen – meine Leidenschaft fürs Tortenbacken entdeckt,

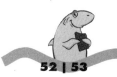

später wurde es dann filigraner, und ich probierte die ersten Pralinenrezepte aus. Wieso? Ich habe keinen blassen Schimmer, wie ich zu diesem außergewöhnlichen Hobby gekommen bin. Ich vermute jedoch, dass meine Eltern so clever waren, mir statt Papier und Schere Schokolade und Rührbesen in die Hand zu drücken. So mussten sie sich nicht wie andere Paare mit Hunderten von hässlichen Staubfängern belasten, sondern konnten die Produkte direkt vernaschen. Mittlerweile entwickle ich meine Pralinenrezepte selbst, habe ein Buch darüber geschrieben und werde deshalb immer wieder mit dem »Sündenfall« konfrontiert. Natürlich muss ich gerade in meinem Job auf die Figur achten – gar keine Frage. Aber mich lebenslang zu kasteien – nein, darauf habe ich wirklich keine Lust.

Ich bin ein Genussmensch und stehe damit nicht alleine. Ganz im Gegenteil – wir haben schließlich ein Recht auf Genuss! Im 15. Jahrhundert wurde den Frauen der Azteken der Konsum von Schokolade aufgrund ihrer berauschenden Wirkung verboten. Dem weiblichen Geschlecht wurde in der Vergangenheit ja so einiges verweigert. Anfang des 20. Jahrhunderts durften wir z. B. noch nicht zur Wahl gehen. Heute steht uns beides offen, und wir wählen immer wieder gerne – vor allem aber Schokolade. Im Gegensatz zu so manchem Politiker ist die besser als ihr Ruf. Von wegen Sünde, Dickmacher, schlecht für die Gesundheit! Wieso anstrengen, wenn der ideale Weg so einfach und vor allem lecker sein kann? Kakao macht schlank, und Sie können die richtige Entscheidung treffen: für die Schoko-Diät! Wer regelmäßig Schokolade genießt, nimmt dabei ab! Natürlich geht das nicht von heute auf morgen. Wer innerhalb von einer Woche fünf Kilo loswerden will, ist hier sowieso falsch. Diese Leute machen früher oder später Bekanntschaft mit dem Jo-Jo-Effekt – böse Zungen behaupten, das Jo komme von Joschka –, was so viel bedeutet wie: nach einer knallharten Kurzdiät wirst du binnen noch viel kürzerer

Zeit fast das Doppelte wieder zugenommen haben. Also: Nehmen Sie sich Zeit. Mediziner raten, nicht mehr als ein Kilo pro Monat abzunehmen, wenn man dauerhaft schlank werden und auch bleiben will. Die Gewichtsabnahme mit der Schoko-Diät wird anfangs sicher schneller gehen. Aber überstürzen sollten Sie dennoch nichts. Gewöhnen Sie sich an ihr neues Lebensgefühl und lernen Sie, dass Sie mit erlaubten Genüssen auf Dauer wesentlich effektiver an Ihrem Körpergefühl arbeiten können als mit zig Verboten. Diese Diät wird Ihnen keine neuartige komplizierte Ernährungsschule nahebringen. Sie soll Ihnen dabei helfen, durch kleine einfache Schritte ein besseres und angenehmeres Leben zu vermitteln. Und vergessen Sie nicht: Genießen Sie jedes kleine Stückchen. Es ist die Sache wert! Schokolade ist für mich Luxus pur, so wie Manolo Blahniks – nur für einen wesentlich erschwinglicheren Preis.

Apropos Manolo Blahniks: Sarah Jessica Parker wird auch immer dünner. Und das sogar über den Bildschirm. Ich hatte es eingangs ja schon erwähnt: Fernsehen macht sechs Kilo dicker, im Sitzen sogar acht. Ich möchte mir gar nicht vorstellen, wie es ist, direkt vor »Carrie« zu stehen. Einmal gehustet, und schon fliegt sie einem wahrscheinlich um die Ohren. Ich habe da ja so meine Theorie: Am Anfang ihrer »Carrie«-iere war Sarah nämlich nicht ganz so mager wie heute. Dieses Phänomen beobachtet man bei vielen Stars. Anfangs wunderschön und vital, nach ein paar Jahren auf dem obersten Treppchen so spindeldürr, dass man ihnen am liebsten ein Butterbrot mit der nächsten Autogrammpost schicken möchte. Und warum? Wegen Menschen wie Rachel Zoe, die Propagandistin der Size zero, der Größe null, formerly known als Kindergröße. Bevor diese Konfektion in den Medien diskutiert wurde, habe ich mir nie Gedanken gemacht, was Menschen jenseits von Größe 34 tragen. Wahrscheinlich sind sie tatsächlich in der Kinderabteilung shoppen gegangen, oder es gab sie schlicht und ergreifend einfach nicht. Wer weiß. Mittlerweile wissen wir, wie Frauen aussehen, wenn sie sich gegen einen gesunden Lebensstil und regelmäßige Menstruation entscheiden. Nicole Richie, Lindsay Lohan und unser aller Vorzeige-Zero Victoria Beckham. Sie alle hatten Phasen in ihrem Leben, in denen sie sich problemlos hinter einem Buchrücken hätten verstecken können. Schade ist nur, dass es nach wie vor Menschen gibt, die denken, sie könnten nichts – außer abnehmen.

Ich möchte hier keine abgemagerten Giraffenkinder erschaffen. Wer ständig irgendwelchen Trends hinterherhechelt, wird nie eine eigene Persönlichkeit entwickeln. Kurzzeitige Modeerscheinungen machen entweder arm oder lächerlich. Ich sage nur: Schulterpolster!!! Dabei wäre alles so einfach: Genießen Sie Ihr Leben. Meines hat die Schoko-Diät um einiges leichter gemacht, auch in Kilos betrachtet.

Die häufigsten Diät-Irrtümer

Jeden Tag stehen neue Erkenntnisse zum Thema »Abnehmen« in den Zeitungen und Zeitschriften, dazu kommen unsere Erziehung, Großmutters Weisheiten und die eigene persönliche Wahrnehmung. Kein Wunder, dass da jeder und vor allem jede so ihr eigenes Päckchen mit sich herumschleppt. Aber nicht alles, was wir lesen oder einmal gelernt haben, ist auch richtig. Ich bin auf dem Gebiet schon dem ein oder anderen Irrtum aufgesessen. Zum Glück werde ich älter und weiser, so dass man aus so manch dämlichem Fehler dazulernen kann.

〉〉 Schwere Knochen als Ursache von Gewichtsproblemen 〈〈

Besonders beliebt ist immer wieder das Thema »**schwere Knochen**«. Ich bin nun auch nicht gerade zierlich, daher liegt bei mir der Verdacht nahe, und dem wollte ich auf den Grund gehen. In speziell dafür ausgestatteten Fitnessstudios und in Kliniken kann man sich nicht nur auf »Herz und Nieren«, sondern auch die Knochendichte prüfen lassen. Natürlich musste ich ein solches Institut besuchen, und es wurde festgestellt, meine Knochen sind normal. Zuerst habe ich mich geärgert. Schon wieder eine dieser verpassten Gelegenheiten, Ausreden für meinen breiten Hintern parat zu haben. Dann habe ich allerdings kapiert, dass das etwas Positives ist. Die normale Knochendichte, nicht der Hintern natürlich. Zum Glück, kann ich da nur sagen. Ich wurde nämlich bei der Messung darüber aufgeklärt, dass die ganze Mär um die »schweren Knochen« bloß eine faule Ausrede für Übergewicht und ansonsten völliger Quatsch ist. Denn eine hohe Knochendichte ist eigentlich ein Geschenk. Schließlich wollen Sie im Alter nicht an Osteoporose erkranken.

Schokohai Besonders Frauen neigen dazu, im Alter unter sogenanntem Knochenschwund zu leiden, da sie von Natur aus instabilere Knochen und durch den Diätwahn oft einen Mangel an Vitaminen und Mineralstoffen (insbesondere Vitamin D und Calcium) haben. Wie so oft im Leben spielt neben der Ernährung aber natürlich auch die Veranlagung, also die Gene, eine entscheidende Rolle. Sollten Sie tatsächlich »schwere Knochen« haben, schlägt das höchstens mit etwa zwei Kilogramm Unterschied im Körpergewicht zu Buche. Über die können Sie sich dann aber freuen. Denn Sie sind gesund!

》 **Vegetarier leben länger** 《

Oder kommt es ihnen nur so vor, weil sie auf so vieles verzichten müssen? Es gibt wohl kein Ernährungsbuch, in dem nicht das Thema »Fleisch oder nicht Fleisch« diskutiert wird. Vegetarismus liegt nach wie vor im Trend, und Verzicht ist ein

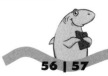

gutes Mittel, sich durch die Überflussgesellschaft zu kämpfen. Ganz ehrlich? Ich kann Ihnen die Frage nicht eindeutig beantworten. Es ist schlicht und ergreifend Geschmackssache. Da ich in Bayern aufgewachsen bin, weiß ich nicht nur, wie ein deftiger »Schweinsbraten« schmeckt, ich könnte ihn auch zubereiten. Mit 14, also in dem Alter, in dem die Eltern anfangen, schwierig zu werden, hatte ich mich kurzfristig entschieden, auf »Lebendfutter«, alles Tierische eben, zu verzichten. Alles, was Augen, Nase, Mund und Ohren hatte, kam zu der Zeit nicht auf meinen Teller, geschweige denn noch näher an mich heran. Nur bei Wurst machte ich eine Ausnahme, schließlich ist die eher ein Überraschungspaket. Man weiß nie so genau, was man bekommt.

Manche Dinge im Leben, insbesondere im Zusammenhang mit Essen, sind nicht unbedingt logisch. Da ich zu dem Zeitpunkt sowieso schon eine knallharte Diätvergangenheit hinter und auch noch vor mir hatte, war klar, dass irgendwann auch wieder Schnitzel und Co. auf meinem Speiseplan landen würden. Erst mit Anfang 20 fing ich an, das zu essen, was mir wirklich guttut. Ich bin keine Vegetarierin, aber ich verzichte auf den Verzehr von Säugetieren, weil es mir einfach nicht mehr schmeckt. Aber ich esse ab und zu Fisch oder Geflügel wie Hühnchen, Pute, manchmal sogar Ente oder Strauß, wenn es etwas deftiger sein soll. Weil es mir schmeckt. Ich achte jedoch auf Bio-Qualität und verzichte auf Fleisch aus Massentierhaltung.

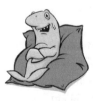

Schokohai **Studien zufolge ist es tatsächlich so, dass die meisten Vegetarier ein längeres Leben haben. Das liegt aber nicht am Fleischverzicht, sondern eher daran, dass Vegetarier meist einen gesünderen und bewussteren Lebenswandel bevorzugen. Weniger Alkohol, keine Zigaretten, dafür mehr Sport – das unterstützt natürlich Herz-**

und Kreislauf-Funktionen, schützt vor Altersdiabetes und verhindert Störungen im Fettstoffwechsel.

Es liegt also nicht am Fleisch – oder eben doch am Fleisch. Während die Japaner gerne Fisch und Algen essen, lieben die Sarden ihr gebackenes Schwein. Das verbindende Element beider Regionen, in denen wie gesagt die ältesten Menschen der Welt leben, liegt, wie bereits erwähnt, hauptsächlich im Verzehr regionaler unbehandelter Produkte, also hochwertiger Bioprodukte. Wenn Sie nicht auf Fleisch verzichten wollen, ist das gut so. Aber: Fleisch darf etwas Besonderes bleiben. Lieber seltener in gute Qualität investieren, als täglich hormonbelastetes Zeug in sich hineinstopfen. Die Sarden essen ihr Schwein auch nicht jeden Tag. Früher haben sich die Menschen einmal in der Woche den Sonntagsbraten gegönnt. Erst durch die Massentierhaltung wurde Fleisch so erschwinglich, dass wir es uns tagtäglich auf den Tisch stellen können. Denken Sie beim nächsten Einkauf einfach mal genauer darüber nach.

Natürlich kann man auch aus ethischen Gründen auf Fleisch verzichten. Allerdings stellt sich mir da die Frage, wo fängt die Moral an, und wo hört sie auf? Ist Salat nicht ebenfalls ein lebender Organismus? Und was passiert mit den winzigen Bakterien, die wir mit der Luft ein-, aber nicht mehr ausatmen? Respekt und Achtsamkeit ist wichtig, übertreiben müssen Sie es aber dennoch nicht.

Ein Freund von mir hatte jahrelang mit seinem Gewicht zu kämpfen. Er probierte alles aus, quälte sich von Diät zu Diät – von Jo-Jo zu Jo-Jo. Bis er eines Tages aufgrund der »Blutgruppendiät nach Peter D'Adamo« begann, mehr Fleisch zu essen. Und siehe da, die Pfunde purzelten wie von selbst, er bekam plötzlich Lust, Sport zu machen, und als ich ihn nach einigen Wochen wiedersah, hätte ich ihn kaum wiedererkannt. Nicht nur geschätzte 15 Kilo fehlten, sondern auch mindestens zehn optische Altersjahre.

Eine andere Freundin von mir machte genau das Gegenteil: Sie verzichtete bis auf Fisch komplett auf Fleisch. Auch sie hatte zuvor immer mit der Figur zu kämpfen. Sie ist großgewachsen und fühlte sich durch ihr Körpergewicht immer fehl am Platz. Durch die Umstellung auf vegetarische Kost schmolzen auch bei ihr die überflüssigen Kilos wie von selbst. Sie bekam dadurch den nötigen Impuls, machte Sport und könnte inzwischen den Models auf dem Laufsteg Konkurrenz machen. Tut sie nicht, da sie lieber mit dem Köpfchen arbeitet – aber sie sieht einfach phantastisch aus. Übrigens, auf Schokolade haben beide nicht verzichtet!

> **Je mehr Wasser man trinkt,
> desto besser ist das für Figur und Gesundheit**

Es gibt tatsächlich Ratgeber, die bis zu sechs Liter Wasser täglich empfehlen. Es gibt allerdings auch Fälle von Menschen, die an zu viel Wasserkonsum gestorben sind, weil sie an Herz- oder Niereninsuffizienz leiden. Die betreffenden Organe arbeiten langsamer und können somit die aufgenommene Flüssigkeit nicht im erforderlichen Tempo, im schlimmsten Fall gar nicht mehr verarbeiten. Man könnte bei derartigen Defiziten seinen Körper quasi ersäufen, wenn man ihn ständig mit Flüssigkeit versorgt.

Schokohai Wenn Sie mehr Wasser aufnehmen, als Ihr Körper abgeben kann, wird die Flüssigkeit im Gewebe eingelagert. Ödeme – so bezeichnet man die Stellen, die auf Druck durch den Finger oder zum Beispiel durch die Socken nur langsam wieder in die Ursprungsform zurückgehen – sind die Folge. Die empfohlene Wassermenge, dazu zählen neben Getränken auch Suppen und andere

Flüssigkeiten, richtet sich nach Ihrem Körpergewicht. Pro Kilogramm Körpergewicht dürfen es zwischen 20 bis 45 Milliliter sein. Das heißt, bei einem Körpergewicht von 60 Kilogramm empfiehlt sich eine Menge von ca. zwei Litern pro Tag.

Trotzdem können Sie durchs »richtige« Trinken abnehmen. Ein Glas lauwarmes Wasser morgens auf nüchternen Magen kurbelt die Verdauung an. Ersetzen Sie Softdrinks und Alkohol durch Tee, Wasser oder Saftschorlen, dann sparen Sie einiges an Kalorien und Geld. Denn ein Päckchen Tee ist wesentlich günstiger als ein Kasten Limonade. Bestellen Sie im Restaurant zum Wein oder Bier immer eine Flasche Wasser, und löschen Sie Ihren Durst damit. Nicht mit Alkohol.

〉〉 Nur wer sich strikt an die Regeln und Verbote hält, wird schlank 〈〈

Zum Glück kann man das mit einem klaren *Nein* beantworten. Wer sich alles verbietet, tankt zu viel an negativen Impulsen und programmiert so sein Gehirn auf Dauer falsch.

Wissenschaftler haben zwei Gruppen von Blondinen einem Test unterzogen. Die einen bekamen im Vorfeld Blondinenwitze erzählt, die anderen nicht. Raten Sie mal, wer im Test besser abgeschnitten hat? Genau, die ohne Witze. Das liegt tatsächlich daran, dass unser Gehirn Erfahrungen abspeichert und vermischt. Unterschätzen Sie nicht die Macht Ihrer Gedanken. Daher ist es durchaus hilfreich, sich während einer Diät immer wieder seine idealen Körpermaße vorzustellen, anstatt ständig an sich herumzumeckern und zu erklären, wie man nicht aussehen möchte.

Setzen Sie sich kleine realistische Ziele, die Sie in Etappen umsetzen können, und feiern Sie so immer wieder Ihr persönliches Erfolgserlebnis. Allerdings müssen Sie trotzdem etwas für Ihre Traumfigur tun. Nur vom Rumsitzen und Chipsessen ist leider noch niemand schlank geworden.

〉〉 Jeden Tag wiegen macht schlank 〈〈

Am besten verkaufen Sie Ihre Waage auf dem nächsten Flohmarkt (oder werfen sie gleich aus dem Fenster – vorausgesetzt, es läuft gerade keiner unten vorbei. Wir wollen schließlich niemanden verletzen). Durch tägliches Wiegen wird nur die Produktion von Stresshormonen gesteigert.

Auch während einer Diät kommt es vor, dass die Waage von einem auf den anderen Tag mehr anzeigt. Wetter- oder hormonbedingte Wassereinlagerungen, die Umstellung des Stoffwechsels, aber auch erhöhter Muskelaufbau durch mehr Sport können die Ursache sein. Natürlich ist man trotz aller Erklärungen frustriert. Da plagt man sich und isst diszipliniert, und dann das! Im schlimmsten Fall resigniert man und beginnt wieder damit, alles in sich hineinzustopfen. Der Insulinspiegel steigt, und die Fettverbrennung sinkt.

Stellen Sie sich statt der täglichen Wiegerei lieber jeden Tag vor, wie die Fettreserven schmelzen und wie flach ihr Bauch am Ende sein wird. Am besten während der Bauchmassage. Die Anleitung dafür finden Sie im Kapitel »Die Schoko-Diät im Alltag«.

〉〉 Lachen ist gesund und macht schlank! 〈〈

Wenn es so einfach wäre ... Tatsächlich stimmt es aber, dass ein herzhaftes Lachen ordentlich Energie kostet und die Muskulatur in Gesicht und Bauch strafft. Ein richtiges Trainingsprogramm könnte man wahrscheinlich nur an der Seite eines Komikers durchziehen. Da viele der Berufslustigen aber privat eher weniger zu lachen haben und auch keiner von denen eine

Top-Figur hat, empfiehlt es sich, lieber ab und zu eine gute Komödie zu gucken und ansonsten der Lebensfreude zu frönen. Übrigens: Auch Küssen verbraucht ordentlich Kalorien.

›› Süßstoff spart Kalorien ‹‹

Das stimmt. Allerdings wird hier an falscher Stelle eingespart. Denn Süßstoff enthält oft dieselben Inhaltsstoffe, die auch zur Tiermast verwendet werden. Das Tier soll innerhalb kürzester Zeit schön fett werden, also kurbelt man damit den Appetit an. Achten Sie als Liebhaberin von Light-Getränken beim nächsten Mal darauf, ob Sie kurz nach deren Genuss plötzlich besonders großen Hunger auf etwas Süßes bekommen. Zudem wird dem Organismus durch den extremen Geschmack vorgegaukelt, er habe gerade etwas Süßes gegessen. Trotzdem bekommt er nicht den zu erwartenden Gegenwert an Kalorien. Das ist ungefähr so, als wanderte man stundenlang durch eine dürre Wüste und entdeckt dann eine Oase. Man stürzt sich voller Enthusiasmus ins kühle Nass und möchte davon trinken, doch das Ganze entpuppt sich als Fata Morgana. Danach empfindet man den Durst nur noch stärker. Ähnlich ergeht es dem Körper, nachdem er künstlich gesüßte Nahrungsmitteln zugeführt bekommen hat. Er ist von der Vorspiegelung falscher Tatsachen irritiert und verwertet das folgende Essen umso besser. Der Körper bremst die Verdauung, da die erwartete Kalorienmenge ausbleibt. Bei der nächsten Ration normaler Süßspeisen hat er dazugelernt und verdaut immer noch nicht oder zumindest langsamer, um eventuell erneut bevorstehende Mängel zu kompensieren. Das bedeutet: Sie nehmen schneller zu.

Außerdem kann der Konsum von derartigen Diätprodukten unseren Geschmackssinn dauerhaft verändern. Die meisten Produkte sind nämlich »übersüßt«. Wir gewöhnen uns daran und verlieren das Gespür für etwas »normal« Gesüßtes. Das natürliche Körperempfinden ist damit dahin.

❯❯ Es sind die Gene, die uns dick machen ❮❮
Eine tolle Ausrede, die aber so nicht hundertprozentig stimmt.

Schokohai **Es wurde tatsächlich in der Forschung einmal ein »Dick-Gen« entdeckt. Übergewichtige Menschen haben das sogenannte FTO-Gen. Das bedeutet, essen zwei Personen bei gleichem Lebensstil exakt dasselbe, nimmt derjenige mit diesem Gen tatsächlich mehr zu.**

Allerdings macht dieses Gen lediglich einen Gewichtsunterschied von etwa zwei bis drei Kilo aus. Studien mit Zwillingen, die getrennt wurden und bei unterschiedlichen Adoptiveltern aufgewachsen sind, haben ergeben, dass deren Gewicht trotz unterschiedlicher Erziehung dennoch dem der leiblichen Eltern gleicht. Wir können also von unseren Eltern tatsächlich eine gewisse Tendenz vererbt bekommen haben, unsere Essgewohnheiten haben wir aber selbst in der Hand. Es ist nie zu spät, einen Neuanfang zu wagen.

❯❯ Fett ist ungesund und macht dick ❮❮
Nicht jedes Fett ist ungesund. Manche Fette, und zwar die ungesättigten, sind für unseren Körper sogar essentiell und helfen bei der Produktion von Vitaminen. Wichtig ist daher, welches Fett aufgenommen wird. Verzichten Sie, wenn möglich, weitgehend auf gesättigte Fettsäuren wie in Butter oder Schmalz, denn die sind faul und träge und setzen sich schnell zu den anderen Fettdepots an Bauch und Hüften.

Schokohai Fettreduzierte Produkte sind genauso ungesund wie sogenannte »zuckerfreie« Produkte. Die Fettreduzierung entsteht durch chemische Prozesse, bei denen man oftmals ungesunde Nebenprodukte nicht vermeiden kann.

Außerdem ist Fett ein Geschmacksträger. Das bedeutet, entzieht man dem Nahrungsmittel genau den Stoff, der seinen Geschmack ausmacht, wird die Lust nicht befriedigt und man isst mehr davon. Lieber einmal herzhaft in eine vermeintliche Kalorienbombe beißen und genießen, als vom reduzierten Produkt die doppelte Menge verputzen. Das macht nämlich mindestens genauso dick.

》 Diätprodukte machen schlank 《

Genau – allerdings nur den Geldbeutel. Im Vergleich zum normalen Pendant kann es zu Preisunterschieden von bis zu 50 Prozent mehr für das Diätprodukt kommen. Unglaublich, aber wahr: Manches vermeintlich leichtere Lebensmittel hat einen wesentlich höheren Fettgehalt als das Original und dadurch mehr Kalorien. Deshalb sollten Sie beim nächsten Einkauf unbedingt das Kleingedruckte lesen und vergleichen. Neben Zuckerersatz, der gesundheitsschädigend wirken kann und das Bedürfnis nach Süßem nur verstärkt, wird bei Diätprodukten noch mit einem anderen Hilfsmittel gearbeitet: mit Luft! Gucken Sie sich die Verpackungen etwas genauer an. Hier zahlt man oft für das aufgeblasene Volumen, nicht für das Füllgewicht. Wesentlich günstiger ist es, ab und zu den Trick der Volumen-Diät zu nutzen: Hier werden Produkte bevorzugt, die bei gleicher Größe weniger Kalorien haben. Zum Beispiel isst man statt einem Teller Nudeln zur Vorspeise einen Teller Salat.

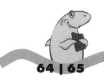

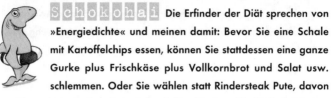 Die Erfinder der Diät sprechen von »Energiedichte« und meinen damit: Bevor Sie eine Schale mit Kartoffelchips essen, können Sie stattdessen eine ganze Gurke plus Frischkäse plus Vollkornbrot und Salat usw. schlemmen. Oder Sie wählen statt Rindersteak Pute, davon gibt es dann auch mehr auf den Teller. Einziger Nachteil: Auf Dauer dehnt sich der Magen aus und wir geben uns grundsätzlich nicht mehr mit kleinen Portionen zufrieden.

》 Superschlank in zwei Tagen dank Abführmitteln 《

Jeder, der über einen gesunden Menschenverstand verfügt, kann sich eigentlich denken, dass man Radikalkuren eher lassen sollte. Aber wir wissen mittlerweile, wie weit Menschen für ihre Traumfigur gehen.

In Amerika ist es schon längst ein Trend mit – wie soll ich sagen – durchschlagendem Erfolg. Dort erfreuen sich Einläufe und Abführmittel großer Beliebtheit. Man geht zum Onkel Doktor, lässt sich den Schlauch legen und am nächsten Tag passt das Abendkleid. Ich stelle mir das als besonders sinnvoll vor. Schließlich kann man den neuen Traumbody keinem zeigen, wenn man nicht mehr vom Klo runterkommt. Frei nach dem Motto: Bei mir läuft's wie geschmiert, dank Flutschi passt mir nun Size zero! Keine Sorge, der Trend schwappt langsam auch zu uns rüber. Man kann eigentlich die Uhr danach stellen, bis auch wir auf die glorreiche Idee kommen. Daher noch mal in aller Deutlichkeit: Abführmittel oder gar Einläufe taugen nicht zur gesunden dauerhaften Gewichtsabnahme!

Schokohai Ein funktionierender Stoffwechsel ist der Kern der Gesundheit und einer guten Figur. Beschleunigt man die Verdauung auf eine unnatürliche Geschwindigkeit, kann der Organismus seine Arbeit nicht mehr tun und die Nahrung nicht mehr richtig verwerten. Im schlimmsten Fall stellt der Darm irgendwann seine Tätigkeit komplett ein. Und das ist lebensgefährlich.

〉〉 Die Jeans eine Nummer kleiner kaufen 〈〈

Jede Frau hat sie im Kleiderschrank: die ultraknappe Jeans, die einfach nicht passen will. Klar, schließlich war sie damals im Laden schon zu klein, aber sie musste mit. Denn irgendwann soll sie einmal passen. Ganz ehrlich? Das wird nie was. Dieses eine Kleidungsstück ist wie Geld auf einem gesperrten Konto, nur ohne Zinsen. Da hängt die Hose nun im Schrank und staubt vor sich hin, die Zeit vergeht, sie kommt aus der Mode und immer noch fehlen die paar Zentimeter, damit man den Knopf zubekommt. Und selbst wenn Sie genügend abnehmen, heißt das noch lange nicht, dass Sie dann mit dieser Hose zufrieden sein werden. Denn im Laufe einer Ernährungsumstellung verändert der Körper nicht nur seinen Umfang, sondern mit Hilfe von Sport auch seine Form.

Die ultraknappe Hose als Motivation bringt nichts außer Frust. Der Körper produziert Stresshormone. Das kann sogar soweit gehen, dass man irgendwann entnervt ganz aufgibt. Kaufen Sie Ihre Sachen lieber eine halbe Nummer größer. Zu enge Klamotten tragen auf, anstatt, wie oft vermutet, zu strecken. Aber vermeiden Sie überweite Klamotten, die zu viel verstecken. Auch wenn man etwas mehr Figur hat, muss man sie nicht verbergen. Um es auf den Punkt zu bringen: Lernen Sie den Unterschied zwischen Kartoffelsack und Presswurst kennen. Lassen Sie sich in Ihrem Lieblingsoutfit auch mal von der Freundin von hinten fotografieren. Ist's perfekt, bleiben Sie cool, erschrecken Sie sich zu Tode, dann ab in den Secondhandshop oder in die Altkleidersammlung.

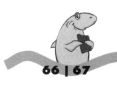

》 Wer viel Obst isst, nimmt ab 《

Leider enthält Obst neben wichtigen Vitaminen auch viel Zucker, genauer gesagt Fruchtzucker, und der macht nun mal auch dick. Daher ist es besser, Früchte in die Kategorie »Naschen« einzuordnen und nicht übertrieben viel Obst zu essen, wenn man ein paar Pfunde verlieren will. Morgens und mittags kann Obst den nötigen Frische- und Energiekick geben. Abends sollte, auch aufgrund der schwer verdaulichen Inhaltsstoffe, darauf verzichtet werden. Gemüse enthält weniger Zucker als Obst.

》 Kartoffeln, Nudeln und Reis machen dick 《

So schlimm ist es nun auch wieder nicht, aber derartige Kohlenhydrate haben natürlich einen hohen glykämischen Index. Kartoffeln und Rüben enthalten viel Stärke, sind aber trotzdem eine leckere und gesunde Beilage. Der klassische »Reistag« ist nach wie vor sehr beliebt. Ich persönlich habe mittlerweile festgestellt, dass dieses kleine Korn bei mir genau das Gegenteil bewirkt. Inzwischen wurde es mir auch von ärztlicher Seite bestätigt: Es gibt Menschen, die durch Reis eher »aufschwemmen« als entwässern. Die Chinesen stillen ihren Hunger niemals mit »Sättigungsbeilagen« und gehen damit sehr sparsam um. Wer es sich finanziell leisten kann, isst erst Proteine und Gemüse, an letzter Stelle stehen dann Kartoffeln, Nudeln und Reis. Der tägliche Bedarf an Kohlenhydraten kann übrigens problemlos durch die Anteile im Gemüse gedeckt werden.

》 Der Stoffwechsel wird überbewertet 《

Nein. Ein gesunder Stoffwechsel ist der Kern einer guten Figur. Wie eine Maschine, ein Auto beispielsweise, braucht unser Körper täglich Energie, um in Schwung zu bleiben. Natürlich brauchen wir nicht nur Kraft für das tägliche Aufstehen. Unser Organismus verstoffwechselt die ihm zugeführte Energie auch zur Zellerneuerung und Konstanthaltung der Körpertemperatur. Ohne Energie keine Heizung.

Natürlich gibt es von Natur aus – ungerechterweise – Menschen, die mehr Energie für warme Füße brauchen, und welche, die weniger brauchen. In einer anderen Welt wären ökonomisch sinnvoll arbeitende Wärmespeicher natürlich von Vorteil. In unseren Breitengraden bedeutet das leider: Hallo, Hüftgold!

Es geht beim Abnehmen darum, die Vorräte zu knacken und an das hinterste Depot zu kommen, die Fettzellen. Führen wir unserem Körper weniger Energie zu, als wir benötigen, muss er auf die Vorräte zurückgreifen. Diesem Vorgang kann man Beine machen, indem man zum Beispiel den Kreislauf durch Bewegung in Schwung hält oder Lebensmittel zu sich nimmt, die »schwer zu knacken« sind.

Mathematisch betrachtet heißt das: Addiert man weniger Energie, als man verbrauchen muss, ergibt das eine negative Energiebilanz. Und minus bedeutet in dem Fall, dass die Pfunde schmelzen. Das heißt aber nicht, dass Sie allein weniger essen sollen, sondern besser den Grundumsatz durch regelmäßige Bewegung und ausgewogene Ernährung verändern.

Schokohai Unter Fatburner werden mittlerweile sämtliche Stoffe geführt, die die Verdauung ankurbeln oder positiv beeinflussen oder den Appetit auf Fettes, Süßes oder Kalorienreiches reduzieren. Das können Kräuter, Obst- oder Gemüsesorten sein, pflanzliche Inhaltsstoffe oder chemisch hergestellte Mittel in Tablettenform. Der Name ist leider etwas irreführend: Fatburner bedeutet nicht wortwörtlich, dass sie vorhandenes Fett verbrennen. Fatburner in Tablettenform sind nicht empfehlenswert. Sie können die Gesundheit sogar schädigen, da sie den Fettstoffwechsel negativ beeinflussen.

> **Ich kann essen, was ich will,
> ich nehme einfach nicht ab**

Was klingt wie eine müde Ausrede, kann aber tatsächlich stimmen. In manchen Fällen von Übergewicht ist eine Nahrungsmittelunverträglichkeit oder eine sogenannte Pseudoallergie der Grund.

Schokohai Eine Pseudoallergie ist eine allergische Reaktion des Körpers auf ein Nahrungsmittel, die nicht sofort auftritt. Während man bei Heuschnupfen niesen muss oder bei einer starken Nahrungsmittelallergie sofort Atembeschwerden oder Ausschlag bekommen kann, äußert sich eine Pseudo-Unverträglichkeit erst Tage später, so dass man sie erst gar nicht richtig zuordnen kann.

Die alternative Medizin bietet Lösungsansätze, die schon vielen geholfen haben. Weglassen, Austesten, Bioresonanz … Manchmal genügt schon ein Verzicht auf bestimmte Nahrungsmittel für ein paar Monate, und die Verträglichkeit kommt wieder. Weniger Zucker und mehr Vollwertkost können Allergien ebenfalls reduzieren.

Schokohai 42 Prozent aller Menschen sind gegen Milch allergisch oder haben zumindest eine Lactoseintoleranz. Man kann hier aber gut auf Alternativen ausweichen. Andere wiederum vertragen einfach nur keine Produkte, die chemisch verändert wurden oder besonders viel Stärke enthalten. Um bei der Milch zu bleiben: Auf dem deutschen Markt wird Milch meist homogenisiert verkauft. Dies ist ein Vorgang, bei dem die Fettkügelchen der Milch zum Platzen gebracht werden, damit sich der Rahm bei der Lagerung im Kühlregal nicht »unschön« absetzt. Das Problem ist jedoch, dass die verkleinerten Fettmoleküle die Ablagerung von Eiweißen erhöhen, die nicht wie gewollt im Magen, sondern erst im Darm gerinnen. Gelangen die Moleküle in

die Blutbahn und werden als körperfremder Stoff erkannt, so werden Antikörper gebildet, und somit ist eine Allergie entstanden. Demeter bietet als einziger ökologischer Anbauverband grundsätzlich Milch an, die nicht homogenisiert wurde.

Jeder zehnte Mensch in Deutschland leidet unter einer Fructoseintoleranz. Viele jedoch nur unter einer Apfelallergie, die sich reduzieren lässt, wenn man auf reifere Äpfel umsteigt. Außerdem gibt es Lebensmittel wie Erdbeeren, Rotwein oder Tiefkühlfisch, die den Histaminspiegel (Histamin steuert die Abwehr körperfremder Stoffe, zu viel davon kann zu Vergiftungen führen) erhöhen und somit allergische Reaktionen verstärken können.

Ein gesunder Körper signalisiert, was er braucht, indem er Appetit auf etwas hat. Dieses Bedürfnis ist jedoch nicht damit zu verwechseln, richtigen Heißhunger zu haben. Der Heißhunger kann Studien zufolge ein Zeichen für eine Antikörperreaktion sein. Die Antikörper entstehen, wenn der Körper einen Stoff aufnimmt, den er nicht verträgt. Er entwickelt eine Abwehr dagegen.

Bei wiederholter Konfrontation mit »dem Stoff« kann der Organismus in eine Art Rauschzustand versetzt werden. Dieser Kick macht süchtig, leider nicht im positiven Sinne. Heißhunger kann also auch ein Zeichen dafür sein, dass der Körper aufgrund des Überangebotes eines bestimmten Stoffes das Gegengewicht fordert.

Achten Sie darauf, sich ausgewogen und abwechslungsreich zu ernähren. Durch einseitige Ernährung können Sie Allergien nämlich leider auch »züchten«. Denn wenn Sie ständig das Gleiche essen, kann es sein, dass Ihr Körper irgendwann einmal genug davon hat. Probieren Sie stets neue Geschmacksrichtungen aus. Dann wird es nie langweilig. Gedünstet sind Lebensmittel am besten verträglich. Fertigprodukte sind für

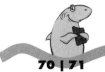

Allergiker »Gift«, da sich oft Stoffe darin verstecken, die nicht deutlich gekennzeichnet wurden oder einfach unter einem anderen Begriff auftauchen.

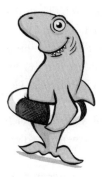

Meine Schoko-Diät – schlank mit Genuss

»Boah, hast du abgenommen! Wie hast du das denn geschafft?« Wenn ich darauf »Mit Schokolade!« antworte, blicke ich in Gesichter, die so erstaunt gucken, wie Guido Westerwelle auf Presseterminen im Ausland. Mittlerweile sprechen mich ziemlich viele Leute auf meine Figur an. Eigentlich toll. Aber Komplimente über mein Aussehen haben mich schon immer mehr frustriert als glücklich gemacht. Es freut mich, wenn jemand sagt, dass ich ein gutes Buch geschrieben habe, meine Kolumnen witzig und treffsicher sind oder meine Sendungen unterhaltsam und emotional. Aber die Oberfläche eines Menschen zu beurteilen ist natürlich einfacher.

Ich denke bei »Figur-Komplimenten« immer: »Der sagt das jetzt sicher nur, weil er fand, das ich vorher zu dick war.« War ich aber doch gar nicht. Oder? In solchen Situationen merke ich auch jetzt noch, dass die Schoko-Diät ein Freund fürs Leben ist, aber leider nicht ganz ohne Nebenwirkungen. Eine neue Figur zieht auch gewisse Schmeißfliegen an. Seien Sie also gewarnt. Es könnte Ihnen genauso gehen. Es gibt ja Kerle, die einen früher mit dem Hinterteil nicht angesehen hätten und die plötzlich mit der Baggerschaufel und besonders tiefen Fettnäpfchen ihre Aufwartung machen. Hallo? Man hatte sich vorher nichts zu sagen, wieso sollte sich das nach ein paar Kilo Körpergewicht geändert haben? Ich habe mir schließlich nicht das Gehirn weggehungert. Zum Glück. Sonst käme mir

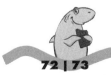

niemals mehr in den Sinn, wie angenehm das Leben doch sein kann.

Angenehm und neuerdings auch lecker. Selbst wenn man auf »Dauerdiät« ist. Meine fängt mit Schokolade an und geht mit Genuss weiter. Wer dauerhaft schlank sein möchte, schafft dies schlicht und ergreifend nicht im Crash-Kurs, sondern nur mit einer sinnvollen ausgewogenen Ernährung. Seien Sie ab sofort Egoistin, und gönnen Sie sich nur das Beste: Schließlich ist Schokolade die Königin aller Süßigkeiten.

Während man bei anderen Diäten froh ist, wenn man sie wieder los wird, begleitet Sie die Schoko-Diät durch Ihr Leben. Sie ist nämlich nach ein paar Wochen nicht zu Ende. Sie hilft Ihnen über den schweren Anfang hinweg und lässt Sie auch danach nicht im Stich. Denn in der Schoko-Diät geht es nicht nur darum, sein persönliches Idealgewicht zu finden, sondern darum, dass es bei diesem »Gleichgewicht« bleibt. Während eine Crash-Diät zwar schnelle Erfolge verspricht, aber umso schneller auch wieder Rückschläge bringt, schaffen Sie es hier, mit Hilfe der Schokolade und ein paar anderen Tipps und Tricks, die Sie einfach in Ihren Alltag integrieren können, Ihre Figur dauerhaft zu halten und Ihr Lebensgefühl zu verbessern. Und zwar mit Genuss, einer ausgewogenen Ernährung und Bewegung.

Damit Sie künftig immer eine schnelle Orientierung haben, gebe ich Ihnen erst einmal die sieben goldenen Schokoladenpunkte mit auf den Weg.

Die sieben goldenen Schokoladenpunkte

1 Wer genießt, nimmt ab

Essen ist etwas Tolles – leider sehen das mittlerweile in unseren Breitengraden nicht alle so. Gute und böse Kalorien, geliebte gehasste Süßigkeiten, Knabberzeugs und andere Verlockungen, eine Sekunde im Mund, ein Leben lang auf den Hüften. Die bittere Wahrheit: Es gibt tatsächlich auch Menschen, die futtern den ganzen Tag und werden davon nicht dick. Allerdings liegt auch hier der Schlüssel im Genuss.

Schokohdi Die meisten schlanken Menschen essen nach dem Lustprinzip. Sie folgen den Signalen ihres Körpers. Das ist perfekt, schließlich hat kein normaler Mensch Lust, sich lebenslang zu kasteien. Stehen Sie zu Ihren Gelüsten. Appetit ist jedoch nicht zu verwechseln mit Heißhunger. Dieses Gefühl kann oft sogar ein Zeichen für eine Lebensmittelallergie sein.

Menschen mit Figurproblemen, das können sowohl zu dicke oder aber auch zu dünne Menschen sein, haben das natürliche gesunde Verhältnis zum Essen verloren. Hier hilft nur eines: Bauen Sie negativen Diät-Stress ab. Wenn Sie Appetit auf ein Stück Kuchen haben, dann gönnen Sie sich das bitte auch. Und zwar gerne in aller Öffentlichkeit und mit der ganzen Leidenschaft, die tief im Inneren in Ihnen schlummert. Heimlich gefutterte Kalorien sind tickende Zeitbomben, da man sich hier nicht auf das Schmankerl selbst konzentriert, sondern nur auf das schlechte Gewissen. Auch später liegt das noch schwer im Magen, während sich der Genießer an den leckeren Geschmack erinnern kann. Gerade gestern habe ich für € 38,50 Schokolade eingekauft. Als die Verkäuferin mich

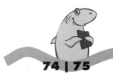

fragte, ob sie sie als Geschenk einpacken soll, meinte ich nur: »Nein, das überlege ich mir noch, ob ich da irgendwas von abgebe.« Gemein, oder? Die Verkäuferin (diesmal ein sehr nettes Exemplar) hatte größtes Verständnis.

2 Jeden Tag 20 Minuten Bewegung sind gesund

Sport ist Mord – Bewegung dagegen super. Solange wir gesund sind, nehmen wir diese Tatsache als selbstverständlich an. Gemeckert wird erst, wenn die ersten Zipperlein kommen. Überlegen Sie sich doch einfach vorher, was Ihnen Ihre Gesundheit wert ist. Nicht finanziell, denn Bewegung muss nicht viel kosten, sondern zeitlich. Ich persönlich finde es einfacher, seinem Leben eine gewisse Kontinuität zu verleihen. Nicht jeder hat Zeit, dreimal die Woche für jeweils eine Stunde ins Fitnessstudio zu rennen. Den gleichen Effekt erreichen Sie auch, wenn Sie täglich etwa 20 Minuten investieren. Sie werden sehen, es funktioniert! Wie bei der Ernährung heißt auch hier das Zauberwort: Integration. Nehmen Sie statt des Aufzugs die Treppen, kaufen Sie sich ein Fahrrad und lassen das Auto mal stehen, besuchen Sie mit Ihrem Liebsten einen Tanzkurs. Tun Sie etwas, aber tun Sie es mit Spaß. Jeder sollte sein persönliches Lieblings-Workout finden. Dann bleibt man auch dran.

Ich war schon immer für Sport zu begeistern, manchmal mehr, manchmal weniger. Aber irgendwann hat es »klick« gemacht und ich habe mir neben meinem Wochenprogramm (welches ohne Schokoladenhai manchmal ein Monatsprogramm war) auch ein Tagesprogramm erstellt. Die Übungen kann ich immer und überall ausführen, egal, ob ich unterwegs bin oder zu Hause. Durch die Regelmäßigkeit sieht man die Erfolge schneller, und Erfolge motivieren. Meine Trainingseinheiten finden Sie natürlich hier im Buch, ab Seite 190.

3. Drei Mahlzeiten pro Tag erhalten die Figur

Das klingt einfach, wird aber wahrscheinlich mit die schwierigste Aufgabe sein. Wissenschaftler haben herausgefunden, dass Menschen, die jeden Tag drei Mahlzeiten zu sich nehmen, auf Dauer wesentlich schlanker bleiben als Menschen, die Mahlzeiten ausfallen lassen oder mehrmals täglich »kleinere« Portionen essen.

Schokohai **Das liegt am Insulinspiegel. Der begibt sich nämlich bei einem unregelmäßigen Ernährungszeitplan auf Berg- und Talfahrt und animiert Sie, mehr zu essen, als nötig ist. Das schlägt auf die Stimmung und mindert die Leistungs- und Konzentrationsfähigkeit.**

Essen Sie regelmäßig! Eine der größten Diätfallen ist es, das Frühstück oder das Mittagessen ausfallen zu lassen. Es ist ein Fehler zu denken, man könne durch das Einsparen einer Mahlzeit bei der nächsten ohne Bedenken richtig »reinhauen«.

Erstens spart man dadurch rein rechnerisch sowieso keine Kalorien, und zweitens bringt man den Stoffwechsel durcheinander. Durch das Hungern schaltet der nämlich einen Gang runter, aber leider nicht mehr rauf, wenn dann wieder mehr Nahrung zur Verfügung steht. Lässt man trotz Hungergefühl unnötig lange Pausen zwischen den Mahlzeiten, entwickelt man nicht nur Heißhungerattacken, sondern wird auch schneller verführt, zu große Portionen zu essen. Nur wer regelmäßig isst, kann dauerhaft sein Gewicht halten oder sogar Pfunde verlieren.

Wir leben im Nahrungsüberfluss, essen zu große Portionen und müssen ständig weiteren Verlockungen widerstehen. Fünf Mal am Tag zu essen bedeutet nicht nur körperlichen Stress, sondern auch mentalen. Meist isst man viel zu viel und hat,

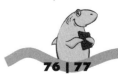

wenn die nächste Mahlzeit ansteht, eigentlich noch gar keinen Hunger.

Am besten ist es, Sie starten den Tag mit einem kräftigen Frühstück. Vollkornprodukte sind nicht nur gesund, sie machen lange satt, kurbeln durch Ballaststoffe und Enzyme den Stoffwechsel an und geben die nötige Energie für den Tag. Für die besonders Hungrigen unter Ihnen empfehle ich gerade am Anfang der Umstellung ein proteinhaltiges Mittagessen. Starten Sie mit Rohkost und einem leichten Dressing, und ergänzen Sie das Ganze mit Fisch oder Hühnchen. Sie enthalten viel tierisches Eiweiß. Das hält nicht nur lange satt, sondern dämmt auch die Lust auf Süßigkeiten.

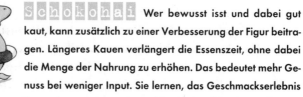

Schokohai Wer bewusst isst und dabei gut kaut, kann zusätzlich zu einer Verbesserung der Figur beitragen. Längeres Kauen verlängert die Essenszeit, ohne dabei die Menge der Nahrung zu erhöhen. Das bedeutet mehr Genuss bei weniger Input. Sie lernen, das Geschmackserlebnis Essen voll auszukosten. Ganz abgesehen davon, dass die Verdauung bereits im Mund beginnt. Eine amerikanische Studie hat sogar die optimale »Kauzahl« herausgefunden: Wer jeden Bissen vierzig Mal kaut, stillt seinen Hunger am schnellsten und längsten. Das liegt, so vermutet man, am Zusammenhang zwischen Kaubewegung und Stimulation des Sättigungszentrums im Gehirn.

Abends sollten Sie weder zu spät noch zu üppig essen. Eine Suppe ist toll, genauso wie Gemüse jeglicher Art. Wenn Sie für Ihren Gatten und die Kinder kochen müssen, dann essen Sie die Beilagen oder ein Stück Fleisch dazu, lassen aber Nudeln, Kartoffeln und Co. weg.

Mit ein bisschen Disziplin kann man sich an gewisse Essenszeiten gewöhnen und hat nach ein paar Wochen nach einem gesunden Abendessen auch nicht mehr den »Mitternachtsjieper« auf Käse vorm Kühlschrank. Der macht nämlich dick, auch wenn man das Küchenlicht auslässt.

Wenn Sie einen empfindlichen Verdauungsapparat haben, sollten Sie abends auf Rohkost wie Salat und vor allem Obst verzichten. Besonders effektiv und aus der verlockenden Reihe »Schlank im Schlaf« kommt dieser Trick: abends viel Eiweiß. Dadurch baut der Körper über Nacht tatsächlich besser seine Fettdepots ab als durch eine Portion Salatblätter.

4 Selber kochen macht schlank

Natürlich hat nicht jeder Lust, tagtäglich die unterschiedlichsten Menüs zu zaubern. Dennoch ist es erwiesen, dass von ernährungsbewussten Menschen selbstzubereitete Speisen wesentlich weniger auf die Figur schlagen als Fertiggerichte. Hier ist meist unnötig viel Zucker drin, und übertriebener Einsatz von Fett als Geschmacksträger verdeckt, dass sonst kein Geschmack da wäre. In ganz schlimmen Fällen werden minderwertige Materialien verwendet. Ich sage nur: Formfleisch, Abfallprodukte, Holzspäne ... eigentlich möchte man gar nicht so genau wissen, aus was die Pizza oder das aromatisierte Erdbeerjoghurt hergestellt wurde. Zum Glück verzichten viele Hersteller von Fertigprodukten immer häufiger auf Geschmacksverstärker (besser bekannt unter dem Namen Glutamat oder auch »E« plus Nummer). Sie beeinflussen unser natürliches Empfinden, was uns guttut und was nicht, und veranlassen uns, mehr von einer Speise zu essen, als gesund wäre. Ich persönlich liebe Chips, kaufe diese aber lieber im Bioladen, weil ich dann genau weiß, was drin ist.

Schokohai **Fertigprodukte wie Würstchen haben nicht nur einen sehr hohen Anteil an gesättigtem Fett, sondern enthalten**

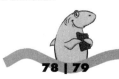

auch Zucker. Ein Zeichen dafür ist es, wenn das Würstchen besonders schön knackig braun wird. Das kommt vom Karamellisieren.

Die Lebensmittelkontrollen in Deutschland sind sehr streng. Trotzdem schummelt sich immer wieder Gammelfleisch in die Wurst. Dazu kommt, dass die Industrie für Inhaltsstoffe unzählige Vokabeln verwendet, so dass man eigentlich gar nicht mehr durchblicken kann.

Seien Sie also bei Produkten vorsichtig, bei denen Sie nicht alle Inhaltsstoffe zuordnen können. Ketchup ist natürlich lecker, enthält aber viel Zucker. Pommes schmecken vorzüglich, die frittierten bestehen aber aus 70 Prozent Fett. Nehmen Sie also lieber die für den Backofen. Wurst enthält bis zu 50 Prozent Fett, ein Croissant immerhin 30 Prozent. Seien Sie nicht gnadenlos, aber wenigstens sparsam mit solchen Lebensmitteln.

Über Fastfood brauchen wir wirklich nicht ernsthaft zu diskutieren. Jeder mag ab und zu mal eine Currywurst oder ein Stück Pizza. Leider rangiert die Currywurst zusammen mit dem Döner ganz weit oben auf der Kalorienrangliste. Der Döner aus Lamm ist trotz Kalorien noch eine der gesünderen schnellen Futtereien. »Besser« in Anführungszeichen sind tatsächlich Hamburger und natürlich das Grillhähnchen. Ebenfalls nicht ganz so schlimm ist eine Pizza mit Schinken oder ein Clubsandwich. Es muss nicht immer Brokkoli sein. Aber täglich Currywurst ist eben auch nicht gerade gesund (manchmal aber wichtig – siehe Punkt 6!).

Wer selber kocht, weiß, dass Essen keine lange Liste an Inhaltsstoffen braucht, um richtig lecker zu schmecken und gesund zu sein. Lassen Sie sich nicht blenden, wenn auf Verpackungen mit Vitaminzusätzen geworben wird. Viele sind in der Höhe völlig überflüssig. Wer auf eine ausgewogene Ernährung achtet, braucht so etwas nicht. Das ist eine Masche von cleveren Marketingmenschen.

Gerade im Trend sind Slogans wie »ganz ohne Fett« auf Fruchtgummipackungen. Komisch ist nur, dass nicht erwähnt wird, dass umso mehr Zucker darin enthalten ist. Sie müssen natürlich nicht komplett darauf verzichten. Es ist nur wichtig zu verstehen, dass Süßigkeiten keine Mahlzeit ersetzen und erst recht kein frisches Obst oder Gemüse!

Ganz davon abgesehen, dass man mit dem selber Kochen jede Menge Geld sparen kann, macht es auch Spaß. Egal ob alleine oder mit den Kindern, gemeinsam Essen zuzubereiten kann der Familie oder der Partnerschaft einen neuen Kick geben. Besuchen Sie mal einen Kochkurs mit ihrem Liebsten – Sie werden sehen, durch neue Inspirationen erleben Sie sich beide wieder neu.

5 Je später der Tag, desto weniger Kohlenhydrate

Kohlenhydrate sind lecker – gar keine Frage: Zucker, Honig, Brot, Nudeln, Kartoffeln, all diese Dinge stehen für ein pralles, fröhliches Lebensgefühl. Ich bin ein großer Fan von österreichischen Mehlspeisen wie zum Beispiel Kaiserschmarrn. Leider braucht ein Mensch mit »normalem« Lebenswandel, also ohne große tägliche körperliche Anstrengung, kaum Kohlenhydrate, um gesund und munter durchs Leben zu kommen. Es würde sogar reichen, den Bedarf an Kohlenhydraten durch Gemüse und Obst zu decken.

Schokohai Führt man dem Körper Kohlenhydrate zu, verbrennt er diese zuerst, um an die benötigte Energie zu gelangen. Die Fettreserven bleiben unberührt.

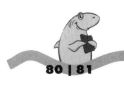

Viele schlanke Menschen haben eine sehr sinnvolle Gewohnheit. Zuerst essen Sie Gemüse und eiweißhaltige Speisen. Bleibt immer noch ein Hungergefühl zurück, werden Kohlenhydrate wie Kartoffeln oder Nudeln verspeist. Da jedoch Proteine schneller sättigen, können Sie künftig getrost auf derartige Beilagen verzichten oder sie zumindest ruhigen Gewissens reduzieren, ohne Angst zu haben, dass binnen einer Stunde der Magen wieder knurrt. Betrachten Sie diese Nahrungsmittel ab sofort als direkte Energielieferanten, z. B. beim Sport. Natürlich braucht ein Sportler vor seinem Einsatz Kraft, daher gönnt er sich ein bis zwei Stunden vor dem Marathon noch einen großen Teller Nudeln. Wenn Sie aber vorhaben, um 22 Uhr ins Bett zu gehen, sollten Sie besser auf Gemüse oder Proteine zurückgreifen. Denn schlafen kann Ihr Körper von ganz alleine.

Menschen, die eine Nachtschicht vor sich haben, dürfen natürlich auch nach 18 Uhr noch etwas zu sich nehmen. Schließlich ist ein knurrender Magen ein besonders unangenehmer Motivationskiller.

Wichtig ist, dass Sie ehrlich bleiben, vor allem zu sich selbst. Der Schwager von Sarah zum Beispiel hat ein erhebliches Gewichtsproblem und ist ständig auf Diät. Neulich beim Grillen erzählte er stolz, er würde nun abends keine Kohlenhydrate mehr essen. Brav wie er ist, widerstand er Brot, Kartoffelsalat und Nudeln, um endlich an sein Traumgewicht zu kommen. Stattdessen gibt es Proteine ohne Ende – kiloweise Steaks und Würstchen. Die verputzte er zwar mit Genuss und ohne schlechtes Gewissen, aber leider auch ohne Diät-Erfolg.

❻ Sündigen ist wichtig

Dank dem sogenannten Hungerstoffwechsel können wir über lange Zeit mit sehr wenig Nahrung auskommen. Irgendwann werden zwar unsere Reserven angezapft und die Fettdepots schmelzen. Aber bis dahin schaltet unser Organismus auf Sparflamme. Unser Körper speichert alles ein – wie eine Vorratskammer für schlechte Zeiten. Dazu kommt die sparsame Haushaltsführung: Wenn ich eine Zeitlang kein Geld verdiene, gebe ich vernünftigerweise auch weniger aus.

Eigentlich ist es ja schön zu wissen, dass wir über Wochen nur von ein paar Früchten und Wurzeln leben könnten. Aber: Packen Sie sich nicht in Watte und gönnen Sie sich ab und zu auch etwas »Ungesundes«. Ohne Herausforderungen verweichlichen wir und brechen beim ersten Donnerschlag zusammen.

Halten Sie daher Ihren Körper auf Trab. Setzen Sie sich nicht in einen Glaskasten. Sonst verlernt Ihr Körper, das Ungesunde auszubalancieren, und ist dann völlig überrascht, wenn plötzlich ein Burger in Ihrem Magen landet. Gönnen Sie sich Ausnahmen und lassen Sie keine Gewohnheit aufkommen. »Verwirren« Sie Ihren Organismus, damit er gar nicht auf die Idee kommen könnte, zu viel zu speichern.

Ich habe mir neulich nachmittags sogar zwei Stück Kuchen gegönnt. Einen aus Schokolade – war ja klar – und einen mit Obst. Ich habe es genossen und bin trotzdem am nächsten Tag noch in die Jeans hineingekommen. Interessanterweise war mein Bedarf an Süßem damit erst einmal gedeckt. Warum? Weil ich den Kuchen ganz bewusst gegessen habe.

Schokohai Ein kompletter Verzicht auf Kohlenhydrate würde den Körper zu sehr daran gewöhnen. Besser ist es, bei drei Mahlzeiten am Tag einmal darauf zu verzichten. Wenn Sie Kohlenhydrate komplett von Ihrer Lebensmittelliste verbannen, schaltet der Körper irgendwann auf sein Programm für schlechte Zeiten. Der Grundumsatz (also der Quotient, der dafür verantwortlich ist, wie viel

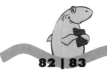

Energie wir am Tag brauchen) sinkt und alles, was darüber hinausgeht, wird sofort in Fett umgewandelt.

7 Essen Sie Schokolade!

30 Minuten vor dem Frühstück und vor dem Mittagessen sowie nachmittags etwa gegen 16, 17 Uhr, wenn der Blutzuckerspiegel gerade gemütlich in die Liegeposition absackt, gönnen Sie sich mit viel Genuss zwei Stückchen Schokolade.

Schokohai Natürlich ist der Genuss von Schokolade kein Muss. Jedoch hilft der Kakao, den Appetit zu zügeln, den leeren Magen zu beruhigen und den Heißhunger auf Süßes endgültig dauerhaft in den Griff zu bekommen. Falls Sie zu den wenigen Menschen gehören, die sich nicht wahnsinnig für Schokolade begeistern können, betrachten Sie die braunen Stückchen als eine Art Medizin für Körper und Seele. Die Inhaltsstoffe tragen nicht nur zu einer schmaleren Linie bei, sondern fördern auch die Gesundheit. Je hochprozentiger der Kakaoanteil der Schokolade, desto effektiver ist sie.

Indem Sie die Schokolade vor den Mahlzeiten einnehmen, schließen Sie die »Dessertfalle« aus: Manchmal isst man über den Hunger hinaus, nur, weil man sich das »Beste« bis zum Schluss aufgehoben hat. Bei der Schoko-Diät ist das genau umgekehrt. Hier kommt das Beste zuerst. Ideal ist es, wenn Sie die Schokolade genießen, kurz bevor Sie Ihre Mahlzeit zubereiten bzw. im Restaurant bestellen. Durch die Zeitverzögerung signalisiert das Gehirn dem Körper bereits ein leichtes Sättigungsgefühl – man isst überhaupt automatisch weniger.

Ich liebe Schokolade und habe immer etwas bei mir. In einer Reportage habe ich mal ein Interview mit einer Frau gesehen, die zugab, sie würde für Schokolade töten. Das war sicherlich ironisch gemeint, aber ganz ehrlich: Ich verzichte auch ungern auf Dinge, die ich richtig lecker finde. Mit meiner Diät muss ich das auch nicht tun und esse dennoch nicht zu viel. Indem ich die Schokolade als das leckere Highlight bereits vor der eigentlichen Mahlzeit gegessen habe, tritt neben der appetithemmenden Wirkung durch den Kakao auch noch ein zusätzlicher toller Nebeneffekt ein, nämlich dass ich weniger nasche.

Viele Menschen essen bei Tisch über den Hunger hinaus und packen dann noch das Dessert darauf, auf das sie sich das ganze Essen über schon gefreut haben – frei nach dem Motto: Ein bisschen was geht immer. Das kann Ihnen mit meiner Methode nicht passieren. Im Laufe der Zeit werden Sie merken, dass Sie immer weniger Lust auf Süßes haben. Ein weiterer positiver Nebeneffekt: Sie lernen das Gute zu schätzen. Sie werden zum Schoko-Gourmet, schließlich geht es um Ihr persönliches Wohlergehen. Da ist das Beste doch gerade gut genug.

Bereits nach ein paar Tagen der Ernährungsumstellung werden sich Ihr Körpergefühl und Ihr Wohlbefinden verbessern. Setzen Sie sich allerdings niemals unter Druck. Erfolgreich bleiben Sie dauerhaft nur, wenn Sie alles mit Spaß und Enthusiasmus realisieren. Verabschieden Sie sich von alten Gewohnheiten und freuen Sie sich auf ein optimales Ergebnis. Am besten wirkt die Schoko-Diät natürlich, wenn Sie die tägliche Schoko-Dosis mit einem Frühstück aus Vollkorn und etwas Obst, einem Mittagsessen reich an Ballaststoffen sowie einem Abendessen mit einem hohen Gehalt an Eiweiß kombinieren. Wenn Sie dann noch regelmäßig die Bewegungstipps beherzigen, ist der Erfolg garantiert.

Ja, ich weiß, das liest sich wahnsinnig toll. Aber dennoch ist es eine Entscheidung. Wenn man keine ernsthaften gesundheitlichen Probleme hat, hält man es oft nicht für zwingend

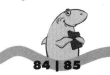

notwendig, die Ernährung umzustellen. Insbesondere, wenn das Ganze auch noch mit Bewegung, Verzicht und Regeln zu tun hat. Fürchterlich. Aber wieso ist es so schwer, vernünftig zu handeln, wenn es um das höchste Gut, den eigenen Körper, geht? Wir quälen ihn, belasten ihn wie eine Müllhalde mit Fastfood, falscher Sitzhaltung, Zigaretten, Alkohol und Zucker ... und er macht (fast) alles mit und meldet sich erst dann, wenn es zu spät ist.

Warum funktioniert die Schoko-Diät?

Schon Alexander von Humboldt sagte einst: »Kein zweites Mal hat die Natur eine solche Fülle der wertvollsten Nährstoffe auf einem so kleinen Raum zusammengedrängt wie gerade bei der Kakaobohne.« Ich bin zwar kein Humboldt, sondern eine Moschner, dennoch war ich schon von klein auf ein großer Fan der »Theobroma«, so der botanische Name, der übersetzt übrigens »Götterspeise« heißt. Und was für Götter gut ist, kann doch nichts Schlechtes für uns Menschen beinhalten!

Entdeckt wurde die Urschokolade »Kakawa« bereits 1500 vor Christi von den Olmeken im feuchten Tiefland der mexikanischen Golfküste. Jahrhunderte später kamen dann auch die Maya und später die Azteken auf den Geschmack von »Xocolatl«. Obwohl sie für das Getränk keine Süßungsmittel verwendeten, erfreute es sich großer Beliebtheit – allerdings nur exklusiv beim Adel. Allen anderen war der Genuss erst später vergönnt.

Dann ging es aber steil bergauf mit der Schoko-Karriere. Vom wertvollen Zahlungsmittel im 16. Jahrhundert – da bekam man für etwa 100 Kakaobohnen einen Sklaven! – wurde die Schokolade später durch die Entdeckung Amerikas zum beliebten Exportschlager. Christoph Kolumbus war der erste

Europäer, der eine Kakaobohne zu Gesicht bekam. Zuerst konnte er nichts damit anfangen, merkte aber am Verhalten der Maya, dass es sich um etwas ganz Besonderes handeln musste. Erst später fügten die Spanier dem Kakaogetränk Zucker hinzu und legten damit dem Grundstein für ein sensationelles Genussmittel, welches sogar Papst Pius V. begeistern sollte. Dem schmeckte das Getränk so gut, dass er sich einen Trick ausdachte, damit man auch während der Fastenzeit nicht auf die Köstlichkeit verzichten musste. Er definierte: Trinkschokolade ist schließlich nichts zu essen. Ja, ja, die Kirche hat schon immer Mittel und Wege gefunden, wenn es um kulinarische Freuden ging, schließlich haben die Mönche auch das Starkbier erfunden.

Ab 1800 begannen die industriellen Experimente. Engländer, Holländer und andere Nationen versuchten sich mit Dampf- und anderen patentierten Maschinen daran, die Schokolade noch leckerer zu verarbeiten. Conchiert und abgepackt für den zartschmelzenden Genuss wurde die Schokolade erst Mitte des 19. Jahrhunderts von einer berühmten Schweizer Firma – das Leben hätte so schön sein können. Doch die Folgen der Konsumgesellschaft ließen nicht lange auf sich warten. Schokolade wurde schnell zum Sündenbock für Übergewicht und allenfalls noch zum Druckmittel in der Kindererziehung. Zum Glück ändert sich das gerade wieder.

Schokohai Ursprünglich wurde der Kakao ungesüßt in heißem Wasser aufgelöst und mit Chili versetzt getrunken. Erst den Schweizern verdanken wir die feine Tafelschokolade, die auf der Zunge zergeht. Durch ein spezielles Rührverfahren, das Conchieren, wird die Schokolade besonders cremig. Heute sind natürlich alle Tafelschokoladen conchiert. Dennoch unterscheiden sie sich enorm voneinander. Jeder Chocolatier hat eben so sein spezielles Geheimnis.

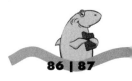

Schokolade ist besser als ihr Ruf. Meiner Meinung nach zählt sie zu den besten Dingen, die sich Gott je ausgedacht hat ... neben George Clooney natürlich, aber den dürfen ja leider nicht alle vernaschen. Schokolade dagegen schon. Schokolade ist der Luxus, den man sich täglich leisten kann, ohne gleich bankrott zu gehen. In Maßen genossen wirkt sie sich sogar positiv auf unsere Gesundheit aus. In der Phytotherapie, also der Heilpflanzenkunde, kommen die positiven Eigenschaften durchaus öfter zum Einsatz.

Das Beste der Schokolade sitzt im Kakao. Daher empfiehlt es sich für den gesundheitsbewussten Genussmenschen, stets zu »hochprozentiger« Schokolade zu greifen. Eine dunkle, die oft auch als herbe oder Bitterschokolade bezeichnet wird, also eine mit 70 Prozent Kakaoanteil, ist perfekt für die Schoko-Diät, für Einsteiger tut es auch eine Sorte mit 60 Prozent.

Vollmilchschokolade enthält meist nur einen Kakaoanteil von etwa 30 Prozent und zusätzlich wesentlich mehr Zucker und Fett, die sich wiederum gerne auf den Hüften breitmachen. Der Kakaoanteil in Pralinen, Nougat-, Marzipanschokolade und all den anderen Sorten ist natürlich auch gesund, aber nur in geringer Form vorhanden. Essen Sie mehr davon, kommen Sie zwar auch an die Vorzüge, tanken aber zusätzlich zu viele »leere« Kalorien. Weiße Schokolade enthält nur die Kakaobutter der Bohne und noch viel mehr Zucker und Milchpulver. Kakao selbst befindet sich darin nicht.

Damit Sie wissen, was Ihnen ohne entgehen würde: Hier kommt das »Best-of Kakao« und damit der endgültige Beweis, wie sehr Schokolade tatsächlich Ihr Leben verbessern kann.

》 Antioxidantien 《

Im Laufe der Zeit entstehen durch Stoffwechselvorgänge, Umwelteinflüsse und andere »Sünden« in unserem Körper freie

Radikale. Das sind Moleküle, die sogar Zellen beschädigen können. Die Wissenschaft macht sie als Ursache von Krebs, Lebererkrankungen, für den Alterungsprozess und sogar für Alzheimer verantwortlich. Antioxidantien können diese schädlichen Stoffe binden und für einen unschädlichen Abtransport sorgen.

Antioxidantien finden Sie zum Beispiel in vielen Pflanzen in Form von Vitaminen (C und E), Carotinoiden, also dem Pro-Vitamin, aus dem das Vitamin A produziert wird, sowie in Selen und Zink. Besonders reichhaltig sind Heidelbeeren und andere Beerensorten sowie Weißdorn und Mariendistel. Die Antioxidantien sitzen oft direkt unter der Schale. Wenn Sie also Obst oder Gemüse essen, waschen Sie es gut, aber schälen Sie es nicht. Das Gleiche gilt für Getreide, welches aufgrund der Antioxidantien unter der Schale als *Voll*korn gesünder und gehaltvoller ist. Die im Kakao enthaltenen Antioxidantien nennt man Polyphenole. Diese finden Sie in geringerer Dosis auch in vielen anderen Heilpflanzen wie grünem und schwarzem Tee.

Die Polyphenole im Kakao sorgen für den »bitteren« Geschmack. Sie wirken vor allem entzündungshemmend und können Krebserkrankungen vorbeugen. Natürlich sind Polyphenole auch für die Farbgebung und den Geschmack verantwortlich. Viel wichtiger ist aber eben ihre gesundheitsfördernde Wirkung, wenn sie in die Blutbahn gelangen. Wie viele Polyphenole genau im Kakao sind, ist abhängig von der Sorte und der Anbaumethode. Die Anteile in Tee sowie Rotwein z. B. reichen längst nicht an die hohe Konzentration von Kakao heran – ganz abgesehen davon, dass Kakao anders als Alkohol keine schädlichen Nebenwirkungen hat. Weltweit haben Schokoladenhersteller Sorten entwickelt, die Kakao mit einem besonders hohen Polyphenolgehalt enthalten. Auch in Deutschland gibt es bereits Hersteller, die die gesundheitsfördernde Wirkung von Schokolade erkannt und aufgegriffen haben.

》 Flavonoide 《

Das sind Pflanzenstoffe, die ebenfalls zur Gruppe der Polyphenole gehören. Sie befinden sich in vielen Früchten ebenfalls meist direkt unter der Schale.

Bei einer Studie an 19000 Testpersonen stellte man fest, dass diejenigen, die mehr Schokolade zu sich nahmen als der Rest der Kontrollgruppe, ihr Risiko für einen Herzinfarkt oder Schlaganfall um 39 Prozent verringern konnten. Auch nach einem Herzinfarkt wirkt sich Schokolade positiv auf die Gesundheit aus, und die Gefahr eines erneuten Rückfalles wird reduziert. Wissenschaftler behaupten außerdem, dass der regelmäßige Genuss von Schokolade die Hautstruktur und -feuchtigkeit verbessert.

Schokohai Die besonders hohe Konzentration an Flavonoide wirkt blutdrucksenkend und wirkt sich positiv auf das Herz-Kreislauf-System aus. Dies geschieht über eine Erhöhung des Stickstoffmonoxidanteils im Blut. Dadurch entspannt sich die Arterienmuskulatur. Neben der Erweiterung der Arterien durch die Flavonoide kann Kakao sogar das Blut verdünnen. Wie Aspirin verhindert er den Zusammenschluss der Blutplättchen; das bedeutet, eine Blutgerinnung kann verringert bzw. verhindert werden.

》 N-Phenylpropenoyl-L-aminosäureamide (CocoHeal) 《

Den Namen kann sich wahrscheinlich kaum einer merken, dennoch ist dieser Bestandteil des Kakaos ein echtes Wunderkind und ebenfalls erwähnenswert. Er fördert nämlich das

Wachstum bestimmter Hautzellen und ist somit hautregenerierend und wundheilend. Daher ist die Kosmetikindustrie natürlich wahnsinnig daran interessiert, den Stoff in Cremes zu verarbeiten und als Mittel gegen Sonnenbrand oder Anti-Aging-Substanz zu verwenden. Außerdem kann er die Ausbreitung des Heliobacter pylori verhindern, eines Bakteriums, welches Magengeschwüre verursacht. Da kann man nur hoffen, dass hier fleißig weitergeforscht wird.

〉〉 Theobromin 〈〈

Schokohai **Theobromin ist ein Alkaloid und hat auf den menschlichen Organismus eine ähnliche Wirkung wie Koffein. Nur mit dem Unterschied, dass seine Wirkung auf das zentrale Nervensystem wesentlich schwächer ausfällt als eine Tasse Kaffee.**

Theobromin wirkt harntreibend und erweitert ebenfalls die Blutgefäße. Außerdem hat es eine lindernde Wirkung bei Hustenreiz. Sein bitterer Geschmack könnte genauso wie die Polyphenole für die appetitsenkende Wirkung verantwortlich sein.

〉〉 Kakaobutter 〈〈

Schokohai **Kakaobutter ist ein pflanzliches Fett mit ungesättigten Fettsäuren. Das bedeutet, dass sie genau wie andere Pflanzenöle die Aufgabe eines essentiellen Fettes, also eines lebenswichtigen Fettes, übernehmen kann.**

Kakaobutter wirkt sich positiv auf den Cholesterinspiegel aus. Sie senkt nicht nur das Gesamtcholesterin, sie senkt zudem auch das (»schlechte«) LDL-Cholesterin und erhöht

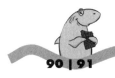

das (»gute«) HDL-Cholesterin. Außerdem gibt es Erkenntnisse, dass die Butter ähnlich wie die Flavonoide das Thromboserisiko senken kann.

Bei der Fülle an positiven Eigenschaften muss man sich schon fragen, wieso es Schokolade nicht schon längst auf Rezept gibt. Vielleicht würde die Pharmaindustrie zu wenig Umsatz damit machen, denn welches Medikament gibt es schon zum Preis von unter einem Euro? Außerdem: Wer will schon Medizin zum Genießen? Ganz abwegig ist der Gedanke jedoch nicht. Im 19. Jahrhundert gab es Schokolade tatsächlich nur in Apotheken zu kaufen. Allerdings war es damals auch nur der Elite vergönnt, die edle Süßigkeit zu naschen. Die Zeiten ändern sich eben. Damals gab es auch das Benzin in der Pharmazie. Heute ist es umgekehrt. Da verkaufen die Tankstellen so gut wie alles, auch Schokolade.

Seit letztem Jahr ist die Verwirrung bei mir jedenfalls komplett. Denn neuerdings bieten nun wieder die Apotheken Präparate basierend auf den positiven Eigenschaften des Kakaos in Tablettenform an. Wieso auch nicht? Sähen Gesundheitslatschen sexy aus, würden wir sie den High Heels doch auch vorziehen, oder? Gesundes Naschen hat schon was. Das bedeutet allerdings nicht, dass Schokoholiker nun einen Freifahrtschein haben, sich jeden Tag das Zeug tafelweise reinzuziehen. Zu viel Schokolade kann Übergewicht verursachen. Das ist ein großer Risikofaktor für hohen Blutdruck und für Herz-Kreislauf-Erkrankungen, also genau das Gegenteil von dem, was man eigentlich erreichen will.

Vom Deutschen Institut für Ernährungsforschung werden zwei Stückchen Schokolade täglich empfohlen. Zu Beginn meiner Schoko-Diät dürfen Sie die Dosis jedoch gerne erhöhen, schließlich dient sie nicht nur der Gesundheitsförderung, sondern auch als Hilfsmittel und Appetitzügler. Sie werden merken, dass sich Ihr Bedürfnis nach Süßem von alleine einpendeln wird und Sie früher oder später ohne Qual auf die empfohlene Menge kommen werden.

Mir ging es nach dem Zuckerentzug tatsächlich so, dass ich von Anfang an entspannter mit dem Thema Naschen umgegangen bin. Womit wir wieder beim Thema Verbote und dem Wörtchen »nicht« wären. Ich bin – für eine Frau – relativ einfach zu durchschauen. Zumindest wenn ich selbst gucke.

Mein Gehirn filtert gnadenlos das Wörtchen »nicht« aus meinem Gehörgang heraus. Das Verbotene prankt dann in Leuchtschrift direkt vor meiner Stirn, so dass ich gar nicht drum herum komme, dagegen zu verstoßen, und mich danach natürlich dafür schäme.

Wie früher in den Wochen vor Weihnachten oder den Geburtstagen. Ich habe da immer heimlich die Schränke durchforstet, und wenn ich dann ein Geschenk gefunden habe, hatte ich ein schlechtes Gewissen. Bei der Schoko-Diät ist das anders. Hier kann man nichts falsch machen. Die größte Herausforderung ist es, dass Sie Ihr eigenes Tempo und Ihre persönliche Intuition für die optimale Ernährung finden. Das Leben ist zu kurz, um es nicht zu genießen.

Welche Schokolade ist die beste?

Natürlich sollte jeder selbst entscheiden, welche Schokolade am besten schmeckt. Am effektivsten ist aber natürlich eine mit besonders hohem Kakaoanteil.

Schokohai Je dunkler die Schokolade, desto gesünder. Schließlich ist es der Kakao, der hier als Wunderwaffe eingesetzt wird. Aber nicht nur das. Je höher der Kakaoanteil, desto geringer ist logischerweise natürlich der Zucker- und Fettanteil. Wer zum ersten

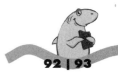

Mal zu dunkler Schokolade greift, sollte sich für eine mit 65 bis 70 Prozent Kakaoanteil entscheiden.

Viele Schokoladenhersteller versetzen die Schokoladenmasse mit Lecithin. Diese Substanz wird meist aus Sojabohnen gewonnen und fungiert als Emulgator. Sie verbindet wässrige und fetthaltige Zutaten zu einer einheitlichen Masse und verkürzt so die Zeit beim Conchieren. Ob gesundheitliche Bedenken angebracht sind, wurde noch nicht eindeutig festgestellt. Das Verfahren spart allerdings Kosten. Gourmets ziehen aufgrund des Geschmacks- und Qualitätsunterschieds Schokolade ohne Lecithin vor. Irrtümlicherweise wird dunkle Schokolade oft als »Bitterschokolade« bezeichnet. Kakao hat in seiner unbehandelten Form tatsächlich einen bitteren, teilweise sogar sauren Geschmack, der durch das Rösten, Fermentieren und Conchieren verändert wird. Eine Schokolade mit Bohnen aus Afrika hat meist einen herben, kräftigen Geschmack. Kakao aus Ecuador schmeckt eher fruchtig lieblich. Trotzdem ist natürlich klar, dass eine Schokolade mit einem höheren Kakaoanteil weniger Zucker enthält und daher einen herberen Geschmack hat. Probieren Sie es aus, und genießen Sie Ihre ersten dunklen Stückchen wie einen guten Rotwein. Sie werden sehen, Schokolade hat die unterschiedlichsten Geschmacksphasen, für die es sich lohnt, genauer »hinzuschmecken«.

Werden Sie gar nicht warm mit der dunklen Sorte, machen Sie sie einfach warm! Legen Sie sich Ihre Portion eine Stunde vorher auf die Heizung oder lassen Sie sie über dem heißen Wasserbad schmelzen. Warme Speisen benötigen weniger Zucker, um süß zu schmecken. Umgekehrt ist es genauso. Eis in flüssiger Form schmeckt pappsüß, während es in gefrorener Form genüsslich und angenehm auf der Zunge zergeht. Das bedeutet, je kälter die Speise, desto mehr Zucker braucht sie.

Tipp Nummer zwei kommt von der Königin der Gewürze, der Vanille. Kaufen Sie Schokoladensorten, die mit Vanille versetzt wurden. Diese wirken ebenfalls süßer und angenehmer. Vanille beruhigt zudem die Nerven.

Forscher der Universität Kopenhagen haben herausgefunden, dass sich durch den hohen Kakaoanteil von dunkler Schokolade das Sättigungsgefühl schneller einstellt. Insbesondere die Lust auf reichhaltige kohlenhydrathaltige Gerichte sowie andere Süßigkeiten nimmt ab. Kakao hat also tatsächlich eine appetitzügelnde Wirkung, wenn man ihn richtig einsetzt. Während der Studie bekamen die Probanden nach zwölf Stunden ohne Mahlzeit entweder eine Tafel Vollmilch- oder eine Tafel Bitterschokolade. Als nächste Mahlzeit stand dann für alle Pizza auf dem Speiseplan. Die Testpersonen, die die dunkle Schokolade bekommen hatten, aßen deutlich weniger als die Vollmilchschokoladen-Gruppe. Außerdem gaben sie an, keinerlei Bedürfnis nach weiteren Süßigkeiten zu verspüren. Anders die Vollmilch-Tester. Der Versuch wurde übrigens auch in umgekehrter Besetzung durchgeführt, um sicherzugehen, dass es nicht am Zufall der Auswahl der Testpersonen lag, sondern tatsächlich an den unterschiedlich hohen Kakaoanteilen.

Leider wurde bis zum jetzigen Zeitpunkt nicht weiter in den Details nachgeforscht. Als Schokoholiker der dunklen Variante kann ich mir durchaus folgende Erklärungen vorstellen: Zum einen hat Kakao eine antiseptische Wirkung. Es könnte durchaus sein, dass er nicht nur das Bakterienwachstum verhindert, sondern auch Enzyme oder Hormone blockiert oder gar betäubt, die für das Hungergefühl zuständig sind. Durch die wesentlich geringere Menge an Zucker bleibt der Insulinspiegel dazu auf einem niedrigeren Niveau als beim Genuss der deutlich süßeren Vollmilchschokolade. Natürlich könnten auch die Bitterstoffe des Kakaos für den positiven Effekt verantwortlich sein. Sie beginnen schon im Mund, die Verdauung

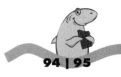

anzuregen, erhöhen im Magen den Fluss des Magensaftes und steuern dadurch die Fettverbrennung. Außerdem sollen Bitterstoffe den Appetit auf gesunde Lebensmittel fördern. Dies gilt übrigens dauerhaft. Das bedeutet, wenn man Schokolade mit einem hochprozentigen Anteil an Kakao über einen längeren Zeitraum verzehrt, reduziert sich die Menge automatisch, weil die Lust auf Süßes abnimmt.

Natürlich ist die von mir empfohlene tägliche Schokodosis auf lange Sicht viel zu üppig berechnet. In den ersten Wochen dürfen Sie aber ruhig zu mehr Schokolade, also drei Mal am Tag zwei Stückchen, greifen. Sie werden diese Menge durch die Wirkstoffe automatisch reduzieren, ohne Druck und Stress.

Ich hoffe natürlich, dass die Wissenschaft uns eines Tages das Phänomen Schokolade und Appetit genauer erklären kann, bis dahin hier noch ein paar weitere Erkenntnisse aus dem Bereich Gesundheit und »Verstoffwechselung«: Unser Gehirn ist manchmal nicht das schnellste. Das hat nichts mit der Haarfarbe zu tun, sondern liegt daran, dass viele Stoffwechselvorgänge einfach sehr komplex sind und ihre Zeit brauchen. Beginnen wir mit einer Mahlzeit, setzt zwar durch das Kauen die Speichelproduktion als erster Verdauungsvorgang im Körper ein, das Sättigungsgefühl kommt aber erst mit einer halben Stunde Verspätung an. Essen Sie bei der Schoko-Diät vor Ihrer richtigen Mahlzeit ein, zwei Stückchen Schokolade, profitieren Sie nicht nur von der appetithemmenden Wirkung, auch die Information »Magen an Großhirn – es gab was zu essen!« ist schon rechtzeitig vor der eigentlichen Nahrungsaufnahme angekommen. Folge: Sie werden automatisch weniger essen. Bevor Sie jetzt aber auf die Idee kommen, nur Schokolade zu essen und die Mahlzeit mangels Hunger ganz wegzulassen: Vergessen Sie's. Sie werden früher oder später an Vitamin- oder Mineralstoffmangel leiden, immense Lust auf Deftiges entwickeln oder durch ein plötzliches Hungergefühl,

Unterzuckerung oder Kreislaufprobleme Unmengen in sich hineinstopfen.

Damit sind wir beim dritten Trick angekommen: dem Genuss. Oder deutlicher ausgedrückt: Vermeiden Sie negativen Stress, sonst schaltet der Körper automatisch auf seinen Schutzmechanismus um, und das bedeutet bei vielen, dass sie sich ein im wahrsten Sinne des Wortes dickes Fell zulegen. Mal abgesehen davon, dass Verbote und Kasteiungen oft auch zu Mangelerscheinungen führen können, macht dauerhafter Verzicht auf Ihr Genussrecht sogar depressiv. Gute Laune hingegen kann man tatsächlich auch über gesunde Lebensmittel unterstützen. Insbesondere Phytohormone, also pflanzliche Bestandteile, die den Hormonhaushalt ausgleichen sollen, gibt es reichlich in Sojaprodukten, aber auch Leinsamen oder Granatäpfeln. Einfach zwischendurch eine Dosis davon ins Müsli, und das Leben zwinkert einem schon morgens aus der Porzellanschüssel entgegen.

Alle Hinweise und Tipps funktionieren nur dann richtig gut, wenn Sie sich ausgewogen ernähren und einen gesunden Mittelweg gefunden haben, Kreislauf und Muskulatur in Schwung zu halten. Führen Sie Ihrem Körper plötzlich nur noch Vitamine zu, kann er genauso in den Streik treten. Zu viel Chili kann den Magen reizen, und nur noch Sojaprodukte führen bei manchem zu einem Östrogenüberschuss. Probieren Sie selbst aus, was Ihnen guttut, machen Sie aber auch immer wieder eine Pause und tasten Sie sich an andere, neue Lebensmittel heran. Übertreibungen sind in keinerlei Hinsicht hilfreich. Entweder bringen Sie den Organismus durcheinander, fördern Allergien oder andere Stoffwechselstörungen, oder Sie machen mal wieder Bekanntschaft mit dem allseits beliebten – kurze Pause für Trommelwirbel – Jo-Jo!

Ich persönlich bin der absolute Schoko-Freak. Ich besuche Schoko-Läden wie andere Museen. Jede neue Sorte muss natürlich sofort verkostet werden. Das Tollste, was ich jemals probiert habe, war eine 50-Gramm-Tafel Schokolade aus »kalt« gerösteten Kakaobohnen. Ein Genuss! Trotz ihrer Hochprozentigkeit schmeckte sie intensiv nach Schokolade, cremig mild ohne bitteren Nachgeschmack, dafür mit unzähligen unbeschreiblichen Aromen, die erst nach und nach wie bei einem guten Rotwein zum Vorschein kamen. Einfach nur lecker.

Wenn Sie sich etwas Abwechslung gönnen wollen, können Sie natürlich auch zu anderen Sorten greifen. Es ist einfach herrlich, wie viele tolle Varianten es mittlerweile gibt. Gehen Sie einfach in den nächsten Supermarkt. Viele Hersteller bieten bereits fertige Schokoladen in allen möglichen Geschmacksrichtungen an. Aber vielleicht haben Sie auch Lust, sich Ihre persönliche »Diät-Schokolade« selbst herzustellen? Dafür schmelzen Sie die entsprechende Menge der Schokolade über dem heißen Wasserbad und fügen, sobald die Masse flüssig ist, Ihre Wunschzutat hinzu. Zum Festwerden füllen Sie die Schokolade entweder in einen Eiswürfelbehälter oder in eine flache Schale, die Sie vorher mit Backpapier ausgelegt haben.

Hier habe ich ein paar meiner Favoriten zusammengestellt, die nicht nur geschmacklich mit dunkler Schokolade harmonieren, sondern auch zusätzlich Ihre Gesundheit unterstützen können. Multitasking für Naschkatzen:

Zimt ist nicht nur etwas für die Weihnachtszeit, sondern wirkt sich auch positiv auf den Blutzuckerspiegel aus. Außerdem suggeriert dieses Gewürz (ebenso wie Vanille) einen süßlicheren Geschmack. ½ Teelöffel auf 100 g Schokolade reichen.

Pfefferminze gibt nicht nur ein tolles Frischegefühl, sie beruhigt außerdem den Magen, ja, sie kann sogar fast betäubend auf die Magenschleimhaut wirken, so dass das Hungergefühl deutlich reduziert wird. Nur ein paar Tropfen Öl in die Schokomasse geträufelt reichen zur Aromatisierung aus.

Mandeln sind reich an ungesättigten Fettsäuren und enthalten unter anderem wertvolles Vitamin B, das beruhigt die Nerven, der Gehalt an Vitamin E fördert schöne Haut und erhöht die Leistungsfähigkeit. Angeblich senkt der regelmäßige Verzehr sowohl das Cholesterin als auch das Risiko für Herz-Kreislauf-Erkrankungen. Aber wie sagt unser aller Supertrainer David Kirsch so schön: nicht mehr als fünf Mandeln pro Tag – schließlich sind die Dinger ziemlich kalorienreich. Der Vorteil ist jedoch, dass Nüsse genau wie **Pinienkerne** schnell sättigen, und daher kann man sich schwer daran überessen und davon zunehmen. Aber Ausnahmen bestätigen ja gerne mal die Regel.

Getrocknete Beeren bewirken aufgrund ihres hohen Anteils an Antioxidantien wahre Wunder, wenn es um gutes Aussehen und die Gesundheit geht. Mal abgesehen davon finde ich, dass der säuerlich herbe Geschmack zusammen mit cremiger süßer Schokolade eine tolle Geschmackskomposition ergibt. Cranberries, auch bekannt unter dem Namen Moosbeeren, helfen zum Beispiel bei Blasenentzündungen und verhindern Zahnbelag. Goji-Beeren (gibt es manchmal recht günstig in Asia-Shops) sind etwas kleiner und länglicher als Cranberries, dafür aber noch viel effektiver: als Anti-Aging-Mittel, als Aphrodisiakum, zur Steigerung von Ausdauer- und Konzentrationsfähigkeit... suchen Sie sich was aus.

Egal, welche Beere Sie als Ihre Lieblingsbeere für sich entdecken, sie wird auf jeden Fall eines: lecker schmecken. Dazu einfach je nach Geschmack 2 bis 3 Teelöffel der getrockneten Früchte zur Schokolade dazugeben.

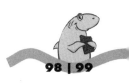

Chili und **Ingwer** sind beides Zutaten, die den Körper »erwärmen« und somit den Stoffwechsel ankurbeln. Am besten verwenden Sie nur eines von beiden, sonst wird die Schokolade zu scharf. Frisch schmecken die Zutaten besser, dann hält sich die Schokolade allerdings nicht ganz so lang wie bei der Verwendung des Gewürzes in pulverisierter Form.

Sie können einige Zutaten natürlich auch gut untereinander kombinieren. So passen beispielsweise Chili und getrocknete Beeren sehr gut zusammen. Mandeln und Zimt sind gemeinsam ebenfalls toll.

Die größten Schoko-Irrtümer

>> **Schokolade macht unreine Haut** <<

Ganz im Gegenteil. Durch die hohe Konzentration an Flavonoiden im Kakao wird sogar die Hautstruktur verbessert. Eigentlich ist sie viel zu schade dafür, aber Sie können sich die Schokolade sogar direkt aufs Gesicht und den Körper auftragen. Die darin enthaltene Kakaobutter findet sich in fast jeder Creme wieder und macht schöne straffe, weiche Haut, der Kakao hat eine kühlende, antiseptische Wirkung. Vielleicht probieren Sie es einfach mal aus! Viele Spas bieten Schoko-Wellness an. (Im Kapitel »Schokolade kann man nicht nur essen« finden Sie zwei meiner Lieblings-Schoko-Masken zum Selbermachen.)

Schokohai Frauen neigen dazu, in der zweiten Zyklushälfte mehr Lust auf Süßes zu entwickeln. Parallel dazu können durchaus ein paar Pickelchen sprießen. Die kommen jedoch durch die Hormonumstellung des Körpers und nicht durch die Schokolade.

Die macht dank Theobromin so manches PMS wesentlich erträglicher. Erhöhter Zuckerkonsum sorgt jedoch für mehr Insulin, und das wiederum fördert die Talgproduktion. Ein Grund mehr, die dunkle Schokolade zu naschen.

>> **Zu viel Schokolade verursacht Verstopfung** <<

Völliger Quatsch! Kakao enthält genauso viele anregende wie bremsende Inhaltsstoffe.

Schokohai Das im Kakao enthaltene Tannin kann sogar die Verdauung anregen. Wer jedoch unkontrolliert Süßes in sich hineinstopft und zu wenig Ballaststoffe zu sich nimmt und sich nicht bewegt, wird mit der Zeit insgesamt immer träger.

Natürlich ist eine gute Verdauung der Kern Ihrer Gesundheit. Daher finden Sie hier in diesem Buch viele Tipps, Ihren Stoffwechsel zu optimieren. Und gegen die alltägliche Trägheit helfen die Übungen aus dem Sportteil.

>> **Schokolade macht dick** <<

Zugegeben: Wenn man täglich kiloweise Schokolade verputzt, dann bekommt man einen dicken Hintern. Allerdings wissen wir mittlerweile auch, dass »glücklich sein« schlank macht. Bitterschokolade macht also nicht dick, sondern bewirkt das Gegenteil: Sie macht bei richtiger Dosierung schlank. Denken Sie nur einmal daran, als Sie das letzte Mal frisch verliebt waren. Da haben Sie auch nicht ans Essen gedacht…

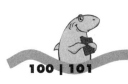

Schokohai Da Kakao die Produktion von Serotonin, welches für unsere Zufriedenheit zuständig ist, anregt, macht ein maßvoller Genuss schlank. Je höher die Konzentration des Kakaoanteils, desto höher die Serotonin-Ausschüttung und der entsprechende Glückseffekt.

》 Schokolade macht glücklich und high 《

Ja und nein! Früher war den Frauen der Konsum von Schokolade aufgrund ihrer berauschenden Wirkung tatsächlich verboten. Aber man müsste schon etwa zehn Kilo auf einmal essen, um einen Rausch zu bemerken. Sie können Ihre Glücks- und Lustempfindungen dennoch positiv beeinflussen. Nascht man die Schokolade mit besonders großem Genuss, dann kann sie durchaus doppelt glücklich machen. Denn, und das ist tatsächlich nachgewiesen, Genuss allein macht schon glücklich.

Schokohai Kakao enthält, genau wie Haschisch und Morphium, Phenylethylalanin. Dieses Endorphin produziert unser Körper auch, wenn wir verliebt sind. Natürlich ist es nicht in rauen Mengen im Kakao, und er würde daher nicht als Liebesdroge taugen.

》 Zu viel Schokolade macht schlechte Zähne 《

Schokohai Das Tannin im Kakao wirkt laut Wissenschaft der Karies entgegen. Außerdem enthält die Kakaobohne zudem noch Fluor und Phosphat, beides ist ebenfalls gut für unsere Zähne.

Trotzdem sollte man nach dem Schokoladenessen nicht ohne die Zähne zu putzen ins Bett gehen, schließlich enthalten alle Sorten Zucker, und der wiederum ernährt Bakterien im Mund, die durch ihre Säureproduktion Karies verursachen.

Dunkle Schokolade enthält Läuseblut

Es gab dieses Gerücht, und ein Fünkchen Wahrheit steckt wohl dahinter. Tatsächlich gab es mal einen Antrag, eine Schokoladensorte durch Blut besonders dunkel einzufärben. Allerdings hat sich die Idee nicht durchgesetzt. (Wenn man bedenkt, was man sonst so an Inhaltsstoffen in Fertiggerichten zu sich nimmt, wäre das vielleicht gar nicht so schlimm.)

Von Schokolade muss man husten

Viele raten einem ab, bei Erkältungen oder Halsentzündungen Schokolade zu essen. Dabei kann gerade Kakao auch eine schleimlösende Wirkung haben.

Schokohei! Theobromin wirkt beruhigend bei Hustenreiz. Wenn man allerdings keine Lust auf Schokolade hat, dann sollte man es auch lassen. Schaden würde sie jedenfalls nicht.

Fernsehschokolade macht dick

Ich selbst liebe es, vor dem Fernseher zu naschen. Das Problem: Durch die Ablenkung wird unser Sättigungsgefühl hinausgezögert, wir essen mehr als unbedingt nötig und bekommen es nicht einmal mit. Aufs Jahr umgerechnet spart man sich bis zu vier Kilo, wenn man die Flimmerkiste beim Essen auslässt. Das Gleiche gilt übrigens auch für den Arbeitsplatz. Nebenher-Esser verputzen mehr als diejenigen, die sich eine Mittagspause außerhalb des Jobs gönnen.

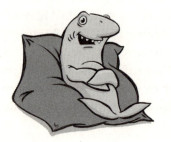

Die Schoko-Diät im Alltag

Eine Diät macht oft einsam. Während alle anderen um einen herum wahllos Fettes und Süßes in sich hineinstopfen, muss unsereins an einem schlaffen Karottenstäbchen nagen. Dabei entwickelt man durchaus merkwürdige Vorlieben. Die einen beginnen über alles und jeden zu lästern, weil sie den anderen den Genuss missgönnen. Futterneid ist eben kein Kuscheltier. Die anderen findet man meist bereits unter Säuglingen. Die beobachten gerne alles und jeden, auch bei der Nahrungsaufnahme. Wenn Sie vor einem solchen Kleinstlebewesen herzhaft in eine Butterbrezel beißen, macht das Baby die Mundbewegung automatisch nach. Ich finde das ziemlich witzig und unterhaltsam. Aber es lässt sich leider nur begrenzt austesten, bevor Phase zwei startet. Unabhängig von Hunger oder Appetit will das Kind dann nämlich genau das, was man selbst gerade isst. Bekommt es das nicht, kann es laut werden.

Eine weiterentwickelte Form ist der Oral-Voyeurismus. Was klingt wie ein Lebensmittelfetisch, ist auch irgendwie einer. Und zwar der, anderen beim Essen vorzugsweise reichhaltiger Speisen zuzusehen. Dabei missbraucht man quasi die Geschmacksknospen des Gegenübers und stellt sich einfach nur vor, wie es wäre, selbst zu naschen, nur ohne die Konsequenzen zu tragen, davon zuzunehmen. Auf Dauer finde ich so etwas ziemlich geschmacklos. Stellen Sie sich vor, Ihre beste Freundin erwischt Sie beim Naschen und schaut ganz entsetzt. »Du isst noch selbst? Also *ich* lasse essen!« Dreht sich auf dem

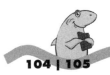

Absatz um und verschwindet in Richtung Konditorei ... So weit kommt es noch.

Bei meiner Schoko-Diät ist alles erlaubt, worauf Sie Lust haben. Allerdings sollten Sie, um Ihr natürliches Empfinden schneller zu aktivieren, die Tipps und Helfer aktiv anwenden. Passiv geht hier nix! Eine gesunde, ausgewogene Ernährung wird schließlich immer wichtiger. Ich bin jetzt Mitte 30 und habe keine Lust, dass mir mein Spiegel morgens die Hungerfalten entgegenwirft. Gesunde Ernährung ja – aber bitte mit Genuss.

Meine Schoko-Diät beinhaltet deshalb kein strenges Lebensmittel-ABC mit Kalorientabelle und komplizierten Rezepten. Sie werden hier einige Beispiele von Zutaten und Gerichten finden, die Sie schnell zubereiten können, aber auch mit Beilagen ergänzen, wenn Sie für die ganze Familie kochen müssen. Selber schlemmen und dabei abnehmen ist einfacher, als man denkt. Hier finden Sie alles, um sich einen ausgewogenen Ernährungsplan zusammenzustellen.

Schokohai **Wichtig für eine ausgewogene gesunde Ernährungsweise ist neben den Inhaltsstoffen das *Rotationsprinzip*. Das bedeutet, Sie wechseln zwischen unterschiedlichen Nahrungsmitteln und essen nicht jeden Tag das Gleiche. Nicht nur, weil es Ihnen sonst schnell langweilig und eintönig erscheint, Sie können durch einseitige Ernährung leider auch Allergien fördern.**

Werden Sie zum Luxusweibchen! Das hat nicht unbedingt etwas mit großen finanziellen Sprüngen zu tun. Gönnen Sie sich das, was Sie wirklich mögen und was Ihnen guttut. Essen ist nicht nur lästige Nahrungsaufnahme oder Kompensationsmittel – Essen macht schön und vital, es fördert unsere Gesundheit und verbessert die Laune. Probieren Sie es aus!

Natürlich ist bei uns allen immer noch das Prinzip »der Teller muss leer gegessen werden« eingebrannt. Den Teller sollen Sie natürlich nach wie vor leer essen, denn Nahrungsmittel sind wertvoll. Sorgen Sie aber dafür, dass Sie die für sich hochwertigsten Lebensmittel herausfinden und ihnen den nötigen Respekt zollen. Wir haben das Glück, in einer Gesellschaft zu leben, in der wir eine große Auswahl an Lebensmitteln zur ständigen Verfügung haben. Dementsprechend gibt es umso mehr Möglichkeiten, sie zu verarbeiten und zu genießen.

Apropos Verarbeitung, viele Menschen haben Figurprobleme, weil sich ihr Stoffwechsel im Wachkoma befindet. Ein funktionierender Stoffwechsel ist lebensnotwendig. Er ist Ihr Motor – ohne geht irgendwann gar nichts mehr. Deshalb müssen Sie dafür sorgen, dass er immer gut »gewartet«, nicht »abgewürgt« wird oder »heiß läuft«. Durch Lebensmittel mit verdauungsfördernden Inhaltsstoffen kann man den Organismus zusätzlich auf Trab bringen.

Ich empfehle Ihnen drei Mahlzeiten am Tag. Ideal ist es, dazwischen eine Pause von vier bis sechs Stunden einzuhalten, damit Ihr Organismus die Chance bekommt, die Lebensmittel zu verdauen. Bei einem normalen Tagesablauf kann das bedeuten, Frühstück um 8 Uhr, Mittag um 12 Uhr 30 und Abendessen um 17 Uhr. Essen Sie Ihre Schokodosis von anfangs zwei Stückchen morgens und mittags jeweils eine halbe Stunde vor den Mahlzeiten. Nachmittags gibt es dann bei Bedarf noch mal Schokolade. Je nachdem, wann Sie aufstehen und zu Bett gehen, sollten Sie diese Zeiten natürlich angleichen. Ein Mensch, der bis nachts um 22 Uhr zu arbeiten hat und erst um Mitternacht schlafen geht, richtet seine Essenszeiten natürlich entsprechend später ein. Zu viele kleine Naschereien zwischendurch können den Blutzuckerspiegel und die Verdauung durcheinanderbringen. Das eine beeinflusst Herz- und Kreis-

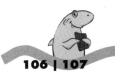

lauf negativ, das andere kann zu unangenehmem Völlegefühl, Gärprozessen etc. führen.

Der Anreiz ist neben einer strafferen schlankeren Figur auch ein verbessertes Körpergefühl. Ich fühle mich seit meiner Ernährungsumstellung wesentlich fitter. Ich habe mehr Energie und so viel gute Laune zur Verfügung, dass ich sie teilen könnte. Glauben Sie nicht? Probieren Sie es aus. Wenn ich das schaffe, schaffen Sie das erst recht. Ich bin so weit entfernt von einem normalen Tagesablauf wie Mel Gibson von gutem Benehmen. Obwohl der einem zumindest einen Tritt in den Hintern verpassen könnte. Das macht hier besser der Schokohai. Also, los geht's.

Der erste Schritt

Ich habe zu Beginn der Schoko-Diät erst einmal einen Entzug gemacht. Eine Art »Reset«, der meinem Körper die Chance geben sollte, bei null anzufangen. Verzichten Sie dafür 72 Stunden bewusst auf alles, was Zucker enthält. Darin eingeschlossen sind natürlich auch alle anderen Süßungsmittel, Honig, Fruchtzucker und wie bereits erwähnt auch Säfte, Fertiggerichte, -soßen und Ketchup, die Zucker enthalten. Manchmal taucht Zucker auch unter anderen Namen auf, wie zum Beispiel Saccharose, Glucose, Maltose, Invertzucker, Melasse oder Zuckeraustauschstoffe wie Sorbit, Xylit, Mannit oder Maltit.

Schokohai Zucker wurde früher als essentielles Nahrungsmittel bezeichnet. Auf Werbeplakaten versprach er eine Verbesserung der Gesundheit – mit Erfolg. Innerhalb der letzten 160 Jahre hat sich der Zuckerkonsum um das Zwanzigfache gesteigert. Leider mit tragischen Folgen. Zucker ist ein kurzkettiges, also sehr leicht verdauliches Kohlenhydrat, pure Energie. Das bedeutet, wenn Sie

Zucker in seiner Reinform als Haushaltszucker oder in Fertiggerichten, Limonaden, Cola oder Cocktails zu sich nehmen, ist das so, als würden Sie neue Batterien in Ihre Taschenlampe stecken. Knipsen Sie die Lampe an, verbrennt das Gerät den Strom, bleibt sie aus, landet der Zucker-Energieschub auf den Hüften – für schwere Zeiten. Aber leider nicht nur das. Sie verhindern dadurch auch, dass Ihre Fettreserven schmelzen. Sie bleiben dort, wo Sie sie eigentlich nicht haben wollen. Verantwortlich dafür ist das Blutzuckerhormon Insulin. Sobald der Körper durch Nahrungsaufnahme Insulin produziert, bremst dieses die sogenannten fettabbauenden Enzyme, die Lipasen. Und mehr noch: Neben dem tragischen Fall, dass Ihre Lieblingsjeans irgendwann nicht mehr passen, schadet zu viel Körperfett, »angefressen« durch Zucker, der Gesundheit. Adipositas, Karies und Pilzerkrankungen (nicht nur an den Füßen, wenn Sie wissen, was ich meine) sind typische Zuckerkrankheiten. Ganz tabu ist Süßes jedoch auch nicht. Seit 2003 empfiehlt die WHO (Weltgesundheitsorganisation) aufgrund einer Expertenstudie nicht mehr als zehn Prozent seiner Nährstoffe aus Zucker zu beziehen. Eine gute Ernährung kann sich nicht nur auf die Figur und die Gesundheit auswirken, sondern auch auf die Stimmung und die Ausstrahlung.

Entzug! Klingt gruselig, oder? Ist aber gar nicht so schlimm. Insbesondere, weil die Aussicht auf ein leichteres Leben innerhalb von drei Tagen überschaubar und vielversprechend ist. Wie oft hat man in seinem Leben schon die Möglichkeit für einen Neuanfang? Drei Tage lang auf Zucker zu verzichten ist auf jeden Fall eine Erfahrung.

Mein erster Tag verlief super. Ich war hochmotiviert, schließlich wollte ich mir, meiner Gesundheit und natürlich auch der Figur etwas Gutes tun. Das Ziel baute sich klar und deutlich vor meinem inneren Auge auf. Links die Reservebank voller Zuckervorräte, rechts eine schöne neue freie Geschmacksorientierung. Nachmittags, als der Blutzuckerspiegel so langsam den Boden berührte, fing ich allerdings schon an, etwas nervös zu werden. »Gummibärchen wären jetzt toll«, dachte ich überrascht, denn eigentlich mag ich gar keine Gummibärchen. Lieber ein Stück Tiramisu – eine fiese Kombination aus Zucker *und* Fett. Herrlich! Aber ich blieb standhaft und glücklich darüber, dass ein Tag nur 24 Stunden hat, wovon ich zur Sicherheit etwa zehn geschlafen habe.

Tag zwei meines Entzuges war grausam. Ich hatte mich zwar nachts in meinen Träumen mit Pfefferminztalern satt gegessen. Wieder in der zuckerfreien Realität angekommen, merkte ich, dass meine zittrigen Finger tatsächlich eine Beschäftigung bräuchten, ähnlich der, wenn man Bonbons auswickelt. Es wurde noch schlimmer. In meiner Verzweiflung griff ich zum Wischmop und begann schwungvoll meinen Holzboden zu feudeln. Doch was war das? Ich fühlte mich plötzlich nicht mehr imstande, schwere körperliche Arbeit zu verrichten. Der Mop wog gefühlte 15 Kilogramm. Alles natürlich pure Einbildung. Genauso wie die Ähnlichkeit des dunkelbraunen Holzstabes mit einer schokoladenüberzogenen Keksstange. Was hätte ich in diesem Moment nur dafür gegeben! Stattdessen steigerte ich mich in meinen imaginären Muskelschwund hinein. Der hatte natürlich dank meiner gut ausgebauten körperinternen Vorratsspeicher gar nicht stattgefunden. Etwas Ablenkung durch Putzen wäre eine gute Idee gewesen. Aber stattdessen bildete ich mir ein, dem Tod schon bald ins Auge blicken zu müssen. Da soll noch mal einer sagen, Zucker sei keine Droge!

Der Entzug führte mich auf die endlos lange Straße zwischen Selbstmitleid, Schwäche, Aufgeben und Beleidigtsein. Da waren sie wieder, um mich herum. All die schlanken, zierlichen Menschen, die scheinbar nichts für ihr gutes Aussehen tun müssen. Besonders schmerzhaft sind in solchen Momenten Äußerungen von Supermodels, die der Presse freimütig erzählen, dass sie eigentlich gar keinen Sport machen und neben ausreichend Wasser trinken auch gerne mal Schweinebraten essen. Wer's glaubt.

Zu allem Überfluss bereitete just in dem Moment einer der zahlreichen Fernsehköche gerade ein herrliches Dessert aus Karamellcreme und flambierten Früchten zu. Ich wollte nur noch weg. Gedacht, getan. Ich habe die Flimmerkiste ausgeschaltet und mich mit einer Runde Sport abgelenkt. Wie durch ein Wunder bin ich dabei auch nicht zusammengebrochen, ganz im Gegenteil. Ich konnte mir meinen ganzen Frust über die ungerechte Gewichtsverteilung des Lebens von der Seele laufen. Phantastisch. Nach der Anstrengung habe ich dann auch noch geschlafen wie ein Baby. Tief und fest und voll der Überzeugung, dass übermorgen die Welt schon wieder ganz anderes aussieht.

Doch ich hatte mich geirrt. Schon am nächsten Tag, der Nummer drei, fühlte sich bereits alles viel besser an. O. k., morgens überlegte ich noch kurz, eine Bäckerei zu überfallen, der Duft von frischen Croissants ist einfach zu lecker. Und er verursacht ganz merkwürdige Verhaltensweisen. Wozu braucht man eine gute Figur, wenn die Gedanken beginnen, laut mit einem zu sprechen? Nougatcreme ... Erdbeertrüffel ... Karamell-Kekse ... Rund, na und? Lieber drall als prall. Dick ist schick. Die meisten Sexsymbole tragen mindestens Größe 40, wenn nicht sogar mehr. Außerdem sind innere Werte ja auch liebenswert und attraktiv, wenn sie sich nicht gerade auf die Fettleber oder den kranken Magen beziehen.

Dank meinem Schokohai und meiner Entschlossenheit habe ich durchgehalten – und plötzlich waren die Gedanken verpufft. Wie von selbst. Im Nachhinein betrachtet kommt einem das Ganze sowieso lächerlich vor. Denn so schlimm ist es doch nun wirklich nicht gewesen. Aber das sagen ja auch frischgebackene Mütter wenige Tage später, selbst wenn sie 20

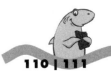

Stunden in den Wehen gelegen haben. Wichtig ist vor allem eines: Achten Sie während des Entzugs darauf, dass Sie nicht hungrig sind. Gelüste auf Süßes verringern Sie, indem Sie sich unter anderem mit folgenden Dingen satt essen: Eiweiß, eisenhaltige Lebensmittel wie rotes Fleisch, rote Beete, grünes Gemüse und Hülsenfrüchte helfen gegen übermäßige Entzugserscheinungen.

Ich weiß nicht, wie es Ihnen geht, aber mir fallen Trennungen grundsätzlich nicht leicht. Egal, ob das falsche Freunde, alte Partner oder einfach nur viel zu viele Schuhe im Regal sind, die man gar nicht anzieht. (Insbesondere bei Letzterem bekenne ich mich schuldig!) Der Entzug von Süßigkeiten ist meiner Ansicht nach der leichteste, denn im Vergleich zu einer Trennung von einer Partnerschaft, selbst wenn diese schon viel zu lange brachliegt, dauert dieser Entzug nur drei kurze Tage. Probieren Sie es aus. Ich persönlich finde den Zuckerentzug auch unter dem Aspekt spannend, weil man herausfindet, wie man in unserer Überflussgesellschaft mit Verzicht auf einen Luxusartikel so reagiert.

Jetzt können Sie mit der eigentlichen Schoko-Diät beginnen. Das macht von Anfang an richtig Spaß. Schließlich startet man mit zwei Stückchen Schokolade. Was gibt es Schöneres, als nach tagelangem Verzicht mit einer tollen Belohnung zu beginnen? Lassen Sie sich die ersten Stückchen der Schokolade genussvoll auf der Zunge zergehen. Gerade nach den drei Tagen ganz ohne Süßes wird sie besonders gut schmecken.

Ich hatte erst einmal gar nicht das Bedürfnis nach Schokolade. Absurd. Denn eigentlich kann ich nicht ohne ... Irgendwann war es dann natürlich doch wieder so weit, und sie schmeckte – ach, wie soll ich das bloß in Worte fassen? – besser denn je. Intensiver, süßer, einfach leckerer. Mein Geschmackssinn war innerhalb kürzester Zeit viel sensibler geworden. Alleine dafür hat sich der Aufwand, der ja eigentlich gar keiner ist, wirklich gelohnt.

Sollten Sie die Schoko-Diät mit dem Zucker-Entzug starten, kaufen Sie lieber erst nach dem Frühstück für die nächste Woche ein. Supermärkte bieten allzu viele Versuchungen. Da können Sie noch so stark sein, das Risiko, schon in den ersten drei Tagen aufzugeben, ist zu groß.

Frühstück

Hier sind der Phantasie keinerlei Grenzen gesetzt. Der ganze Tag liegt noch vor Ihnen, und Sie brauchen ausreichend Energie für Haushalt, Kinderbetreuung, den Job oder was auch sonst Sie vorhaben. Ich persönlich war früher jemand, der morgens nichts runtergebracht hat. Man muss dazu wissen, ich bin ein Morgenmuffel. Jede Freundlichkeit, und kommt sie noch so sehr von Herzen, wird bei mir als persönliche Beleidigung interpretiert.

Mittlerweile versuche ich meine allmorgendliche Tragik mit Humor zu nehmen. Das bilde ich mir zumindest ein. Vielleicht ist es aber auch meine Umwelt, die einfach sensibler auf meine Marotten reagiert? Wenn gar nichts mehr geht und ich zu meiner Meinung nach unchristlichen Zeiten, also vor neun Uhr, aufstehen muss – und das kommt in meinem Job leider viel zu oft vor –, bereite ich die Menschen am Abend vorher darauf vor, dass Sie es eventuell mit einem brodelnden Vulkan zu tun bekommen.

Dass meine allmorgendliche Leichenstarre nicht mehr ganz so lange anhält, habe ich dem **Bircher Müesli** zu verdanken. Dem Original, wie es der Schweizer Arzt und Ernährungswissenschaftler Maximilian Oskar Bircher-Benner einst entwickelt hat, das den Körper mit einer perfekten Mischung aus Kohlen-

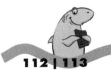

hydraten, Ballaststoffen, Vitaminen, Mineralstoffen und ungesättigten Fettsäuren versorgt. Kurzum: Seit ich Bircher und ein paar Übungen aus dem Taoismus konsequent meinen Morgen gestalten lasse, komme ich wesentlich besser aus dem Quark.

Schokohai Das original Bircher-Müesli besteht aus frisch geschrotetem Vollkorn, welches am Vorabend mit etwas kaltem Wasser eingeweicht wird. Dadurch entstehen wertvolle Enzyme, die den Stoffwechsel unterstützen. Im frischen Schrot aus ungeschälten Körnern sind, anders als bei fertigen Müeslimischungen, noch alle wichtigen Ballaststoffe, Vitamine und Spurenelemente enthalten. Die Schrotmischung wird dann morgens mit einem EL geschlagener Sahne oder Joghurt, frischen Beeren oder Früchten und ein paar gehackten Nüssen oder Samen vermischt. Man kann die Mischung frei variieren. Das original Bircher-Müesli gilt wegen seiner hohen Dosis an Ballaststoffen, Vitaminen und Antioxidantien nach wie vor bei vielen Ernährungswissenschaftlern als das »perfekte Frühstück«.

》 Rezept für Bircher-Müesli 《

Am Vorabend drei Esslöffel Korn, am besten in Bio-Qualität, z. B. Hafer, Gerste, Weizen oder Einkorn, schroten. Hirse und Buchweizen können im Ganzen verwendet werden. Roggen sollten Sie besser nicht nehmen, da er in seiner rohen Form schwer verdaulich bzw. »giftig« ist. Grünkern hingegen geht. Leider funktioniert das Ganze laut Dr. Max Otto Bruker, einem der führenden Experten für Vollwerternährung des letzten Jahrhunderts, nicht mit fertiggekauftem Schrot, da die Körner bzw. deren Inhaltsstoffe zu lange an der Luft waren. Zum Schroten der Körner verwendet man am besten eine Getreidemühle, eine Kornquetsche oder eine Kaffeemühle, die man auf »grob« einstellt. Sie können das Getreide aber auch mit einem Mörser klein stoßen. Weichen Sie den Schrot in einer kleinen

Schüssel über Nacht mit etwas kaltem Wasser ein. So können sich wichtige Enzyme bilden und das Getreide wird weich.

Die im Getreide enthaltenen Ballaststoffe sind der Motor für Ihre Verdauung. Sie fördern das Wachstum nützlicher Bakterienstämme in der Darmflora. Ja, Sie haben so einige Mitbewohner in Ihrem Körper. Unter dem Aspekt bekommt der Spruch »wir sind nicht allein« eine vollkommen neue Bedeutung. Bevor Sie aber anfangen, mit ihrer WG zu kommunizieren, lassen Sie es lieber, es könnte peinlich werden. Die Bakterien räumen Ihren Organismus auf, indem sie giftige Abfallprodukte Ihres Stoffwechsels aufnehmen und abtransportieren. Sie machen satt, ohne dick zu machen, denn Ballaststoffe werden komplett wieder abgegeben.

Schokohai 30 Gramm Ballaststoffe am Tag sind perfekt. Sie liefern die Grundlage für eine gesunde Darmflora, verringern zu hohen Blutdruck, senken den Cholesterinspiegel und haben über einen langen Zeitraum einen prima Sättigungseffekt. Der Körper bzw. der Darm nutzt sie aber auch als Füll- und Quellstoffe und kann somit Verstopfung verhindern oder auflösen. Leider gibt es eine große Parallele zwischen Heuschnupfen und Allergien gegen Rohgetreide, da sich die Allergieträger meist unter der Samenschale befinden.
Besonders viele Ballaststoffe sind in Vollkorngetreide, also unbehandeltem, ungeschältem Getreide, enthalten, aber auch in Obst und Gemüse, wie zum Beispiel Äpfeln, Birnen, Beeren aller Art, Bambussprossen, Rosenkohl, Brokkoli, Salat, Erbsen, Kidneybohnen und Kichererbsen.

Am Morgen ergänzen Sie das Ganze durch:
- 1 EL Joghurt oder geschlagene süße Sahne (bei Milchallergikern bitte entsprechend auf Soja-, Reis-, Hafer- oder Ziegenmilchprodukte ausweichen)
- 1 EL Nüsse oder Kerne

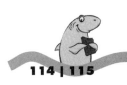

○ Zusätzlich ein paar Spritzer Zitronen- oder Limettensaft über das Müsli stärken die Abwehr.
○ Wahlweise fügen Sie Früchte und Beeren hinzu.

Ananas und Papaya liefern wichtige Enzyme, die den Stoffwechsel regulieren können. Viele Medikamente, die bei Verdauungsproblemen helfen sollen, enthalten Bestandteile dieser Früchte. Außerdem sind sie reich an Vitamin C. Die Papaya unterstützt zudem noch die Vitamin-A-Produktion im Körper. Außerdem ist sie für die meisten besser verträglich als die Ananas.

Feigen enthalten Selen und können dadurch Magen-Darm-Beschwerden neutralisieren. Außerdem sind sie reich an Calcium, Eisen und Magnesium und geben viel Energie.

Der Granatapfel ist ein wahres Aphrodisiakum und Jungbrunnen. Die süßen Kerne liefern Flavonoide, Kalium und Calcium.

Mango ist ein tolles Obst für zwischendurch, da sie Hunger auf Süßes stillt. In Asia-Shops gibt es ungesüßtes Mango-Mus zu einem recht günstigen Preis. Alles, was Sie nicht brauchen, einfach im Eiswürfelbehälter einfrieren, so können Sie immer kleine Portionen entnehmen.

Die Kiwi liefert viel Vitamin C, also Antioxidantien. Sie hilft beim Entschlacken.

Aprikosen haben wie Tomaten und Karotten einen hohen Beta-Carotin-Gehalt. Daraus produziert der Körper Vitamin A, das macht schöne Haut. Geriebener Apfel reguliert mit Pektin die Verdauung und macht satt. Birne enthält viel Kalium, entwässert und entschlackt.

Heidelbeeren und schwarze Johannisbeeren regen mit Ballaststoffen die Darmtätigkeit an. Sie sind reich an Antioxidantien und wahre Multitalente, was die Gesundheit angeht. Anti-Aging aus der Natur. Brombeeren haben zudem noch einen hohen Gehalt an Eisen. Das hilft z. B. gegen Müdigkeit und lindert die Lust auf Süßes. Himbeeren können eine träge Verdauung wieder in Schwung bringen und sind ebenfalls gute Sattmacher. Stachelbeeren enthalten Magnesium und Calcium, beides kräftigt Haare und Nägel.

Verzichten Sie vor allem am Anfang darauf, das Müsli mit Honig oder anderen Mitteln zu süßen. Ihr Stoffwechsel braucht sicher einige Tage, um sich auf die Vollwertkost umzustellen, und Zucker kann in der Verbindung leicht zu Gärungsprozessen und Bauchschmerzen führen.

Alternativ zum Müsli können Sie natürlich morgens auch auf Brot zurückgreifen. Vollkornbrot oder Pumpernickel macht länger satt. Auch hier sollten Sie jedoch darauf achten, ob sich Ihr Organismus nach ein paar Tagen auf das Vollkorn einstellen kann oder nicht. Manche Menschen vertragen tatsächlich kein Vollkorn, können wegen einer Glutenallergie oder anderer Ursachen die Vollwertkost nicht verdauen.

Achten Sie beim Einkauf auf die »Echtheit« der Backwaren. Vollkorn ist nicht gleich Vollkorn. Immer noch gibt es Bäckereien, die den Brotteig mit Malzzucker einfärben und so das »Vollkorngefühl« vorgaukeln. Wenn Sie auf Nummer sicher gehen wollen, gehen Sie zum Brotkauf in eine Bio-Bäckerei. Hier bekommen Sie außerdem noch genaue Auskunft über die anderen Inhaltsstoffe und können aus verschiedenen Getreidesorten wählen.

Weizen ist für viele gut verträglich, aber es gibt auch immer mehr Menschen, die darauf allergisch reagieren. Brote aus reinem Weißmehl bringen gar nichts. Nährstoffe sind kaum enthalten, Ballaststoffe (durch das geschälte Korn) auch nicht, dafür versteckter Zucker und anderes fieses Zeug und null Geschmack. Das Ganze wandert direkt vom Magen auf die Hüften – ganz abgesehen davon, dass man kurz nach dem Essen schon wieder Hunger bekommt. Da können Sie auch einen

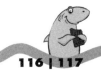

Wattebausch mit Marmelade bestreichen. Das wäre wahrscheinlich sogar noch weniger belastend für den Körper.

Als Brotaufstrich bietet sich alles an, worauf Sie Lust haben. Ob nun Margarine oder Butter die bessere Wahl ist, darüber haben sich schon viele Menschen gestritten. Butter ist tierisches Fett, Margarine Pflanzenfett, welches jedoch in den meisten Fällen chemisch verändert wurde, um die besondere Streichfähigkeit zu bekommen. Dazu gleich mehr. Wenn Sie sich nicht entscheiden können, wechseln Sie doch einfach Butter und Margarine. Ich persönlich lege Ihnen meinen persönlichen Favoriten ans Herz. Geben Sie bei einem herzhaften Belag ein paar Tropfen Olivenöl aufs Brot. Das versorgt den Körper mit unbehandelten ungesättigten Fettsäuren. Diese benötigt unser Körper, um Stoffwechselvorgänge zu aktivieren. Der Organismus verbraucht dazu mehr Energie, als er aufgenommen hat, d.h. in geringer Menge ist Pflanzenöl tatsächlich sogar figurfreundlich.

Ansonsten lautet meine Devise: Wenn schon, denn schon. Butter hat einen einmaligen Geschmack. In Maßen genossen kann sie doch gar nicht so schädlich sein, oder? Eine Stulle aus frischem Brot nur mit Butter bestrichen, etwas Salz oder Kräuter drüber gestreut, schlägt so manches Gourmetessen um Längen. Einfach nur lecker!

Natürlich beschäftigt sich die Wissenschaft seit Jahrzehnten genau mit der Frage, ob und wie schädlich Butter denn nun wirklich ist. Aber die Erkenntnisse wechseln hier so oft, wie Cristiano Ronaldo seine Liebhaberinnen. Oder Paris Hilton ihre Klamotten. Oder Lindsay Lohan ihre Fußfesseln. Jedenfalls ziemlich häufig. Butter lässt angeblich den Cholesterinspiegel ansteigen, dann wieder nicht. Butter ist ein Naturprodukt ohne Zusätze. Dafür entstehen bei der Herstellung von Margarine trans-Fettsäuren, die ebenfalls unter Verdacht stehen, gesundheitsschädigend zu sein.

Entscheiden Sie selbst, was Ihnen besser schmeckt. Solange man den Zahnabdruck im dicken Brotaufstrich nicht ablesen kann, kann eigentlich nicht viel schiefgehen. Das Bild kommt übrigens nicht von ungefähr. Mein Opa hat immer sein Brot so dick bestrichen gegessen. »Trocken Brot macht Wangen rot – aber Butterbröter machen sie noch röter«, sagte er dann immer. Immerhin ist er mit dieser Einstellung 80 Jahre alt geworden. Am gesündesten leben Sie wahrscheinlich, wenn Sie sich unter den Belag wie erwähnt ein paar Tropfen Pflanzenöl träufeln. Crème fraîche oder Quark sowie Frischkäse sind ebenfalls tolle Alternativen. Wenn Sie auf Ihr Käse- oder Wurstbrot dann noch ein paar Tomaten- oder Gurkenscheiben legen, kann nichts mehr schiefgehen. Das schmeckt nicht nur besser und spart Kalorien, sondern versorgt Sie zusätzlich mit Vitaminen und Ballaststoffen.

〉〉 Rezepte für belegte Frühstücksbrote 〈〈

Mediterran Vollkornbrot mit einem TL mittelscharfem Senf bestreichen. Mit dünngeschnittener Putenbrust belegen und mit Tomatenscheiben, Oliven und Basilikumblättern dekorieren.

Vollkornbrot dünn mit Tomatenmark bestreichen und mit Salamischeiben und frischer Tomate belegen. Mit Salz und Pfeffer würzen und mit Kräutern (Basilikum, Oregano ...) dekorieren.

Vollkornbrot mit Olivenöl beträufeln und mit rohem Schinken belegen. Getrocknete Tomaten zerhacken und darüber geben.

National Vollkornbrot mit Butter bestreichen und mit Camembert belegen. Wer es kalorienärmer mag, kann statt Butter

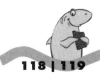

und Weichkäse auch Kochkäse verwenden. Dekorieren Sie das Ganze mit in Scheiben geschnittenen sauren Gürkchen und etwas Paprikapulver.

Vollkornbrot mit mittelscharfem Senf bestreichen. Gekochtes Ei in Scheiben schneiden und das Brot damit belegen. Wer mag, kann ein paar Kapern drüberstreuen. Ansonsten ist auch Schnittlauch, Kresse oder Petersilie lecker.

Vegetarisch Vollkornbrot mit etwas Olivenöl beträufeln. Feta-Käse in Scheiben schneiden und das Brot damit belegen. Mit Gurkenscheiben und Minzblättchen dekorieren. Wer mag, würzt das Ganze noch mit Kreuzkümmelsamen.

Vollkornbrot mit Frischkäse (besonders würzig ist Ziegenfrischkäse) bestreichen. Eine halbe rote Paprika entkernen, in dünne Streifen schneiden und darauflegen. Mit Salz und Pfeffer würzen.

Exotisch Vollkornbrot mit etwas Joghurt bestreichen. Geräucherte Puten- oder Hähnchenbrust in dünnen Scheiben darüber geben. Frische Mango würfeln und etwa einen EL zusammen mit geriebenem Ingwer auf das Brot streuen. Mit Pfeffer würzen.

Süß Natürlich können Sie morgens auch Marmelade oder Honig aufs Brot schmieren. Sind Sie ein Fan von süßen Brotaufstrichen und wird Ihre Lust darauf auch durch die Schokoladendosis nicht ausreichend gestillt, wählen Sie einfach mit mehr Bedacht aus. Pflaumenmus ist süß, lindert aber gleichzeitig den Appetit auf noch mehr und kurbelt die Verdauung an. Greifen Sie zu Konfitüren ohne zusätzlichen Zuckerzusatz oder zu Fruchtmus. Damit sparen Sie Kalorien, außerdem haben Sie das volle Fruchtaroma und essen automatisch weniger.

Schokohai Der Blutzuckerspiegel schießt bei einem extrem süßen Frühstück erst einmal schnell in die Höhe. Der Körper verlangt dann den ganzen Tag Kohlenhydrate und Süßes. Gönnen Sie sich lieber zusätzlich zu den Broten ein Schüsselchen Obst, am besten mit Joghurt und ein paar Spritzern Zitronen- oder Limettensaft und Nüssen oder Kernen. Pinienkerne kurbeln z. B. das Sättigungshormon CCK an. So bekommen Sie neben Ballaststoffen auch Vitamine, Mineralstoffe und Antioxidantien für den Tag.

Mittagessen

Mittags können Sie richtig reinhauen, wenn Sie wollen. Greifen Sie aber auch hier ab und zu zu einem Trick, der nicht ganz neu ist, sich aber immer wieder bewährt: Rohkost und Volumen.

Nach den beiden Stückchen Schokolade gibt es vor der eigentlichen warmen Mahlzeit als Starter einen gemischten Salat. Wenn Sie Lust haben, darf das sogar eine große Schüssel voller Grünzeug sein. Der Magen ist damit lange beschäftigt, und außerdem beruhigt so eine große Portion Nahrung die Nerven besser als ein großer Teller mit drei Miniaturportionen. Danach gibt es wahlweise Eiweiß oder Kohlenhydrate. Auch hier möchte ich Ihnen keine Mengenangaben machen. Sie werden durch die Schokolade im Vorfeld merken, dass Sie weniger Hunger verspüren. Dennoch dürfen Sie natürlich eine normale Portion an Hühnchen, Fisch, Gemüse – oder für was auch immer Sie sich entscheiden – verspeisen. »Eine Handvoll« Fleisch, »zwei Handvoll« Gemüse sind eine grobe Orientierung, wenn Sie sich selbst so gar nicht einschätzen können. Sie sollen nicht hungern, sich aber auch nicht überessen. Bei proteinhaltigen Lebensmitteln darf es ruhig ein bisschen mehr sein, aber quälen Sie sich nicht, um den Teller leer zu essen.

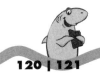

Braten Sie sich zwei Stückchen Fleisch und essen das zweite, wenn Sie keinen Hunger mehr verspüren, dann eben abends oder am nächsten Tag kalt. Das spart Zeit, und Sie müssen sich keine Gedanken um die nächste Mahlzeit machen. Achten Sie auch hier darauf, dass Sie abwechslungsreich essen.

Warmes Essen, nicht zu verwechseln mit heißem Essen, ist für den Organismus leichter zu verarbeiten. Es gibt uns Energie und wird schneller verdaut. Deshalb sollten Sie darauf achten, sich mindestens einmal am Tag eine warme Mahlzeit zu gönnen. Zweimal ist natürlich noch besser, muss aber nicht unbedingt sein.

Viele der Zutaten in diesem Buch bekommen Sie im Asia-Shop oder in gut sortierten Supermärkten. Die Asiaten wählen Ihre Nahrung unter dem Gesichtspunkt aus, Gesundheit und Wohlbefinden zu steigern. Allerdings sind viele asiatische Produkte nach wie vor mit Geschmacksverstärkern versetzt oder enthalten viel Zucker. Anscheinend eine Errungenschaft der westlichen Welt, die dort besonders großen Anklang findet. Lesen Sie sich also vor dem Kauf sorgfältig die Inhaltsstoffe auf der Packung durch. Die natürlichen Kräuter und Pilze sind allerdings unschlagbar.

Bei einer Reise durch Vietnam plagte mich eine Erkältung, und ich bekam den Tipp, ein großes Glas heißen Orangensaft mit viel Zucker zu trinken. Auf einem Markt fand ich dann aber ein anderes tolles Mittelchen aus Wurzeln, Rinde und Beeren, fragen Sie mich bitte nicht, was genau das war. Ich habe die Bezeichnung sowieso nicht verstanden. Zumindest war kein Zucker enthalten, es schmeckte grausam, aber es half. Wir können vieles aus der asiatischen Lebensmittelkunde lernen, aber es ist eben nicht alles gut.

Fette und **Öle** sind nicht nur Geschmacksträger, sondern Teil einer gesunden Ernährung. Unser Körper braucht ungesättigte Fettsäuren, um wichtige Stoffwechselvorgänge zu aktivieren. Deshalb sollte man nicht darauf verzichten. Aus dem Provitamin Betacarotin wird zum Beispiel dank Fett das Vitamin A gebaut. Außerdem helfen ungesättigte Fettsäuren beim Aufbau der Zellmembrane. Mangelt es daran, macht sich das am Hautbild bemerkbar. Hornhaut und Haarausfall können die Folge sein. Essentiell, also lebenswichtig sind die ungesättigten Fettsäuren, da diese nicht vom Körper hergestellt werden können. Diese Bestandteile finden wir in pflanzlichen Ölen. Mehrfach ungesättigte Fettsäuren können den Cholesterinspiegel und das Herzinfarktrisiko senken. Sie finden sie in Olivenöl, Rapsöl, Avocados, Nüssen und Samen.

Schokohai Eine Fettsäure sieht aus wie eine lange Kette von unterschiedlichen Atomen. Gesättigte Fettsäuren machen leider nicht viel und werden meist sofort für schlechte Zeiten eingelagert. An manchen Stellen hat die Kette der Fettsäure aber einen Knick, an den sich weitere Bestandteile geheftet haben. Diese nennt man Doppelbindungen, die den Schmelzpunkt verringern, was sich positiv auf die Reaktionsfähigkeit der Fettsäure auswirkt. Sitzen die »Knicke«, also die Doppelbindungen, an bestimmten Stellen des Moleküls, sprechen wir von Omega-n-Fettsäuren. Bei den Omega-3-Fettsäuren (dieses Wort haben Sie sicherlich schon mal auf der ein oder anderen Packung Eier oder Fisch gelesen) befindet sich die Doppelbindung an dritter Stelle der Molekülkette. Leinöl beinhaltet ebenfalls Omega-n-Fettsäuren. Je mehr Doppelbindungen, desto fleißiger ist die Fettsäure im Auf- und Umbau von wichtigen Zusätzen und Vorgängen in Ihrem Körper.

Fett liefert natürlich auch Energie. Allerdings ist diese Energiequelle nicht nötig. Nehmen wir zu viel Fett mit der Nahrung auf, schadet das der Gesundheit. Überflüssiges Fett wird schön fein säuberlich auf Bauch, Hüften und Oberschenkeln abgelagert. Die Cellulitis lässt an dieser Stelle grüßen. Eine ausgewogene Ernährung sieht vor, dass man 30 Prozent seines Tagesbedarfs an Kalorien mit Fett stillt. Dazu zählen nicht nur die Butter (gesättigte Fettsäuren) auf dem Brötchen und das Öl in der Pfanne, sondern natürlich auch alle anderen »versteckten Fette« in Fleisch, Fisch, Ei, Fertiggerichten und Süßigkeiten.

Schokohai Wenn Sie zum Braten Öl mit ungesättigten Fettsäuren verwenden wollen, achten Sie darauf, dass Sie sie nicht zu stark erhitzen, da sonst die reaktiven Verbindungen zerstört werden. Kaltgepresste Öle sind stabiler.

Fett ist bekanntlich ein Geschmacksträger. Ohne Butter, Sahne, Öl und Co. schmeckt das Essen nicht so gut. Es gibt aber ein paar gute Möglichkeiten, wo Sie sparen können: Fleisch und Fisch muss nicht immer gebraten werden. Dünsten, grillen oder in Folie garen machen die Gerichte aromatisch, vor allem wenn Sie dazu frische Kräuter verwenden. Für Soßen nehmen Sie eine gekochte Kartoffel, um sie sämiger zu machen. Dadurch bleibt der Geschmack erhalten, und Sie sparen die Kalorien der Sahne. Auch Kokosmilch sorgt für cremigen Geschmack, hat aber nur ein Drittel der Brennwerte von Sahne.

Abendessen

Eine ganz wichtige Erkenntnis auf dem Ernährungssektor ist die, dass Kohlenhydrate, die spätabends gegessen werden, viel länger auf den Hüften bleiben. Daher sollte man insbesondere anfangs, wenn man seine Figur verschlanken möchte, zu später Tageszeit gänzlich darauf verzichten. Das klassische Abendbrot mit belegten Schnittchen ist daher nicht alltäglich bzw. allabendlich zu empfehlen. Die Sache mit dem »nach 18 Uhr gar nichts mehr essen« funktioniert auch, allerdings nur, wenn man tatsächlich spätestens um 22 Uhr ins Bettchen hüpft und schläft. Menschen mit Spätschicht plündern ansonsten spätestens um 23 Uhr wieder den Kühlschrank.

Schokohai Dinner-Cancelling (neudeutsch für: »aufs Abendessen verzichten«) mag anfangs schwer sein, regt aber die nächtliche Produktion der Hormone Somatropin und Melatonin an, die Muskelmasse auf- und Fettgewebe abbauen und gleichzeitig Haut und Bindegewebe straffen.

Abends müssen Sie keinen grundlegenden Unterschied zum Mittagessen machen. Hatten Sie mittags Salat und Hühnchen, können Sie abends ruhig mal eine Portion Nudeln essen. Gab es mittags Risotto und Pudding, stehen zur Abwechslung proteinhaltige Hülsenfrüchte auf dem Speiseplan. Wichtig ist vor allem, dass Sie sich satt essen und später keinen Hunger verspüren, sonst wachen Sie am Ende noch nachts auf und wandern in die Küche. Auf Rohkost, insbesondere auf Obst, sollten Sie abends verzichten, das hält Sie durch lautes »Grummeln« im Gedärm nur wach – oder essen Sie die rohen Sachen wenigstens vor den Gegarten. Besonders leicht verdaulich ist eine Suppe.

Fleisch und **Fisch** enthalten nicht nur wichtige ungesättigte Fettsäuren, sondern vor allem Proteine, also Eiweiße. Die sind die Grundlagen für unseren Körper, unsere Zellen, Transporter, Handwerker, Beschützer ... einfach alles. Proteine sind neben Wasser unser Hauptbestandteil. Vor allem sind Proteine der Schlüssel für eine effektive Optimierung der Figur. Sie helfen bei der Fettverbrennung und bauen Muskulatur auf. Je mehr Muskeln, desto mehr ist der ganze Körper in Bewegung, was ständig Kalorien verbraucht. Muskeln verbrennen viermal so viele Kalorien wie Fettzellen. Ein weiterer Vorteil der eiweißhaltigen Ernährung ist, dass Proteine länger satt halten und die Lust auf Süßes dämpfen.

Bevor Sie jetzt zu teuren Eiweiß-Pulvern aus dem Fitness-Shop greifen – vergessen Sie's. Diese Pulver enthalten oft Zucker oder Süßstoff und sind daher kontraproduktiv. Ganz abgesehen davon, dass das Zeug vielleicht beim ersten Mal ganz lecker schmecken kann, irgendwann hängt es einem dann doch zum Hals raus. Sie können Ihren täglichen Bedarf an Proteinen locker über eine ganz normale Ernährung abdecken.

Proteine und Kohlenhydrate haben ungefähr dieselben Energiewerte. Aber zum einen braucht der Körper für die Verarbeitung von Proteinen mehr Energie (Thermogenese) als für die Verdauung von Kohlenhydraten und Fetten. Das bedeutet, Sie verbrennen beim Verstoffwechseln Ihres Hähnchenschnitzels schon mehr Kalorien als beim Verdauen der Nudeln. Trotzdem ersetzt der Verzehr eines Hühnchen natürlich nicht das Fitnessstudio. Sie nehmen trotzdem noch in der Summe Energie auf. Zum anderen machen Proteine auch länger satt. Eben weil der Körper einfach länger für die Verdauung benötigt.

Eine eiweißarme Diät mag zwar auf den ersten Blick schneller schlank machen, aber man verliert dadurch eher Muskelmasse als Fett. Der Körper wird schlaff und sieht dann zwar dünner, aber nicht vitaler aus.

Pute oder Hühnchen enthalten etwa 25 Prozent Eiweiß bei einem geringen Fettanteil. Absolut top ist Straußenfleisch mit nahezu 30 Prozent Eiweiß, weniger als 1 Prozent Fett und dem geringsten Cholesterinanteil im Vergleich zu anderen Fleischsorten. Natürlich ist das nichts für jeden Tag. Strauß ist nach wie vor schwer zu kriegen und sicher nicht jedermanns Sache. Victoria Beckham z. B. schwört darauf. Strauß wird wie Rindfleisch zubereitet.

Rind- und Kalbfleisch enthalten etwas mehr als 20 Prozent Eiweiß und versorgen den Körper zusätzlich mit Zink. Dieser Mineralstoff ist gut für die Haut und fürs Immunsystem. Auch Lammfilet enthält 20 Prozent wertvolles Eiweiß, zudem sogar noch besonders viel L-Carnitin, ein Enzym, welches bei zusätzlicher Bewegung die Fettverbrennung unterstützt. Top-Proteinlieferant ist überraschenderweise auch magerer Schinken mit 30 Prozent Eiweiß.

Geflügel und rotes Fleisch halten lange satt und sind daher natürlich ideal als Mittagessen für Dauerhungrige geeignet. Aber auch abends erfüllen sie eine nützliche Aufgabe und haben den »Schlank im Schlaf«-Effekt wie Fisch. Der ist ebenfalls eine zuverlässige Proteinquelle, sie liegt bei 20 Prozent. Schellfisch liefert zusätzlich viel Jod, das ist gut für die Schilddrüse. Lachs liefert die Bestandteile für das Vitamin D und beugt damit Osteoporose vor. Er ist, wie die Makrele, reich an Omega-3-Fettsäuren.

Wenn Sie zusätzlich noch Ihre Libido steigern wollen, gönnen Sie sich ein paar Austern mit Ihrem Liebsten. Sie enthalten etwa 10 Prozent Eiweiß und reichlich Zink. Dieser Mineralstoff optimiert die Wirkung des Insulins und verhindert somit, dass man zu viel isst und zunimmt. Mit etwas Zitrone beträufelt kurbeln Austern nicht nur die Fettverbrennung an. Sie machen Lust auf mehr… Durch Austern- und andere Muschelfarmen kann man diese Meeresfrüchte das ganze Jahr über bekommen. Ich persönlich habe allerdings immer noch den Grundsatz »nur in den Monaten mit ›r‹« im Kopf. Muscheln sind die Putzkräfte des Meeres. Um sich jedoch selbst zu reinigen, benötigen sie eine bestimmte Wassertemperatur, welches sie das nötige Hormon dafür produzieren lässt. Im Sommer bleibt die Produktion aus, und wir essen die ganzen Gifte mit.

Dafür hat der Sommer andere Vorteile, zum Beispiel bei der fettarmen Fleischzubereitung. Werfen Sie Ihr Fleisch auf

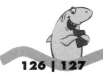

den Grill, schmilzt das unnötige Fett, schon bevor es auf den Teller oder auf die Hüften kommt.

Schokohai Wer seinem Körper besonders viel Gutes tun möchte, isst abends Suppe mit Huhn oder Tofu. Ein Putenschnitzel natur kann die Fettverbrennung über Nacht ebenfalls ankurbeln. Besteht die letzte Mahlzeit aus Eiweiß, wird während des Schlafens besonders viel Melatonin produziert, das macht uns quasi schlank im Schlaf. Sie sollten nicht zu oft auf das Abendessen verzichten, es ist jedoch ein effektiver Trick, wenn man mal einen Abend über die Stränge geschlagen hat.

Rezepte für mittags und abends

〉〉 Schmortopf mit Huhn 〈〈

ZUTATEN
500 g Hühnerschenkel
200 g Zucchini
300 g Cocktailtomaten
1 Schalotte
3 EL schwarze Oliven, entsteint
Salz, Pfeffer, süßes Paprikapulver
2 Zweige Zitronenthymian
1 Zweig Rosmarin
250 ml Hühnerbrühe
2 EL Olivenöl zum Anbraten

ZUBEREITUNG Backofen auf 175 Grad vorheizen. Die Schalotte kleinhacken und in einem Schmortopf mit etwas Olivenöl rösten. Dann die Hühnerteile gut mit Salz, Pfeffer und Paprika würzen, dazugeben und ebenfalls von allen Seiten anbraten. Die Zucchini in dicke Scheiben schneiden und zusammen mit den Tomaten und den Kräutern in den Topf geben. Kurz anbraten. Dann mit der Brühe ablöschen und für ca. 40 Minuten in den Ofen geben.

›› Pfannengericht aus Putenhackfleisch und Paprika ‹‹

ZUTATEN
250 g Hackfleisch (ideal Pute)
1 Schalotte, kleingehackt
1 kleine Dose passierte Tomaten
1 rote Paprika
1 Chilischote, entkernt
Salz, Pfeffer
2 EL Olivenöl
eine Handvoll Kräuter (Oregano, Thymian, Basilikum ...)

ZUBEREITUNG Die Schalottenwürfel im Olivenöl kurz anschwitzen. Das Hackfleisch dazugeben und gut durchbraten. Mit einem ordentlichen Schuss passierter Tomaten ablöschen und mit Chili, Salz und Pfeffer würzen. Die Paprika entkernen, sehr klein schneiden und wenige Minuten »ziehen« – nicht kochen – lassen. Die gehackten Kräuter unterheben. Fertig. Das Gericht kurbelt durch die Mischung aus dem Protein des Geflügels und dem Vitamin C der Paprika noch mal die Fettverbrennung an.

›› Salat ‹‹

Ich bin ein großer Salat-Fan. Manche finden das langweilig oder tussihaft. Aber Salatsorten wie Chicorée, Radicchio und Frisée schmecken besonders herzhaft und fördern die Gesundheit. Eisberg, Kopf- oder Kraussalat und Lollo rosso sind neutraler im Geschmack und werden gerne als Sommersalate bezeichnet. Vor dem Verzehr sollte der Salat natürlich gründlich mit kaltem Wasser gewaschen werden. Blätter, die Sie nicht gleich essen wollen, wickeln Sie am besten in ein feuchtes Tuch. Im Kühlschrank hält sich das Ganze damit bis zu drei Tage lang. Rucola verwende ich ebenfalls gerne, allerdings lieber wie Kräuter in etwas reduzierter Menge denn als Hauptperson.

Schokohai **Bitterstoffe finden wir im Vergleich zu anderen Küchen in unserer eher selten. Dabei sind gerade sie wichtig für eine ausgewogene Ernährung und eine Regelung unseres Geschmackssinnes. Bitterstoffe finden Sie unter anderem in vielen Küchenkräutern wie zum Beispiel Beifuß, Kerbel, Majoran, Oregano, Salbei, aber auch in Salaten wie Frisée, Chicorée oder Radicchio. Diese Salate wirken durch ihre Bitterstoffe nicht nur verdauungsanregend und entwässernd, sie sind zudem kalorienarm und senken die Lust auf Süßes. Das darin enthaltene Calcium ist gut für Knochen und Zähne. Ein paar Blätter Chicorée können sogar das Kräuterschnäpschen nach einem fetten Essen ersetzen, denn dieser Salat bindet die Magensäure. Kopf- und Eisbergsalat, Kraussalat oder Lollo rosso sind vor allem wegen ihrer Mineralstoffe wie Kalium, Phosphor und Magnesium sowie dem »blutbildenden« Spurenelement Eisen zu empfehlen.**

〉〉 Avocado 〈〈

Die Avocado wird wegen ihres hohen Fettgehaltes auch gerne als Butter des Waldes bezeichnet. Sie schmeckt am besten roh als Brotaufstrich, zu Käse, mit Balsamico-Essig und Pfeffer oder als Dip mit Zwiebeln, Knoblauch und Tomatenstückchen. Erhitzt man die Frucht, wird sie schnell bitter, an der Luft wird sie braun. Das verhindert man, indem man sie mit Zitronensaft beträufelt. Den Reifegrad erkennt man durch leichtes Drücken der Frucht. Gibt sie etwas nach, ist sie perfekt.

Schokohai Avocados sind reich an Kalium und an ungesättigten Fettsäuren. Sie wirken cholesterinsenkend und stärken Herz- und Kreislauf-System. Leider sind die Vorteile auch gleichzeitig Nachteile, denn der hohe Fettgehalt sorgt für reichlich Kalorien. Mehr als eine halbe Avocado sollte man daher nicht in den Salat schneiden.

›› Avocado-Orangen-Salat ‹‹

ZUTATEN
1 weiche Avocado
1 Orange
1 Büffelmozzarella
Balsamico
Pfeffer/Salz

ZUBEREITUNG Die Avocado halbieren, schälen und in ca. ½ Zentimeter dicke Scheiben schneiden. Die Orange filetieren. Den Mozzarella ebenfalls halbieren und in dünne Scheiben schneiden. Alles im Wechsel auf einem flachen Teller anrichten, mit Salz und Pfeffer würzen und mit einigen Tropfen Balsamico beträufeln. Bei Bedarf kann auch etwas Olivenöl verwendet werden, ist aber eigentlich nicht nötig.

›› Tomate ‹‹

Tomaten oder auch Paradiesäpfel verdienen diesen Namen zu Recht. Sie sind nicht nur vielseitig einsetzbar, sondern bieten extrem viele Vitamine bei möglichst wenig Kalorien.

Schokohai Tomaten sollten in keinem Ernährungsplan fehlen. Sie blocken nicht nur das Hormon für Heißhungerattacken. Durch den Kaliumgehalt wirken Sie entschlackend und beugen so der Cellulitis vor. Sie sind eine prima Ergänzung zum Speiseplan, kalt oder warm. Rohe Tomaten sollten Sie jedoch nicht zusammen mit

Fisch essen, das lässt das Tier nämlich schnell »fischig« schmecken. Wie viele andere rote Früchte enthält auch die Tomate Lycopin. Das ist ein sekundärer Pflanzenstoff, der die Abwehr stärken und sogar das Krebsrisiko senken kann. Verstärken lässt sich dieser Effekt in Verbindung mit dem Öl im Salatdressing, aber auch durch Erhitzen der Tomate. Während viele Vitamine beim Kochen verloren gehen, entfaltet Lycopin dabei erst seine Wirkung und kann besser auf die Zellen einwirken.

〉〉 Bambussprossen 〈〈

Bambus ist ein super Lieferant für Ballaststoffe. Sie erhalten die Sprossen hierzulande meist schon vorgekocht in Dosen oder Gläsern. Achten Sie beim Kauf darauf, dass sie nur in Wasser eingelegt sind und nicht zusätzlich mit irgendwelchen Konservierungsstoffen versetzt wurden.

Schokohai Bambussprossen enthalten Kieselsäure für Haare und Nägel, aber auch Calcium und Vitamin B. Das Wichtigste aber ist, dass sie reich an Ballaststoffen sind. Im Laufe einer Ernährungsumstellung verändert sich der Stoffwechsel. Haben Sie mit Trägheit zu kämpfen, greifen Sie nicht zu schädlichen künstlichen Abführmitteln, sondern nehmen Sie einfach mehr Ballaststoffe zu sich, wie zum Beispiel Bambussprossen. Kleie ist natürlich auch ein beliebtes Mittel, Bambussprossen oder Karotten sind aufgrund ihrer Struktur besser verträglich. Sie können Sie direkt über den Salat geben oder erhitzen und als Gemüsebeilage verwenden. Länger als drei Minuten sollten die Sprossen nicht erwärmt werden.

〉〉 Sellerie 〈〈

Staudensellerie ist nicht nur ein bekannter »Lustmacher« und darf in keinem aphrodisierenden Liebesmenü fehlen. Er schmeckt roh im Salat, aber auch in der Suppe. Hier sollte man ihn eher wie ein Gewürz verwenden, da Staudensellerie gekocht sehr geschmacksintensiv ist.

Schokohai Staudensellerie ist reich an Vitamin B, stärkt die Nerven und sorgt somit für ein Rundum-wohlfühl-Gefühl.

›› Gurke ‹‹

Gurken enthalten ebenfalls Lycopin, allerdings nicht in so hoher Konzentration wie die Tomate. Die Gurke ist ein absolutes Schlankheitsgemüse. Sie wird auch gerne als Wasserflasche des Gartens bezeichnet, denn sie enthält zu 95 Prozent Wasser.

Schokohai Gurken enthalten das Enzym Erepsin, welches Eiweiß spaltet. So lässt sich Fleisch leichter verdauen. Außerdem hilft sie, den Organismus zu entsäuern und den Darm zu entgiften.

›› Gurkensalat mit Joghurt und Minze ‹‹

ZUTATEN 1 Becher Joghurt (besonders lecker: Ziegenjoghurt)
Salz, Pfeffer
eine Handvoll gehackte frische Kräuter (z. B. Dill oder Minze)
½ Knoblauchzehe, gehackt (kann man auch weglassen)
1 Salatgurke

ZUBEREITUNG Die Gurke schälen, halbieren und die Kerne entfernen (die kann man übrigens prima als Gesichtsmaske recyceln – bei mir gibt es selten Gurkensalat ohne anschließende

Gesichtsmaske für die extra Portion Feuchtigkeit). Die Gurke mit dem Hobel in feine Scheiben schneiden. Den Joghurt mit dem Salz und dem Pfeffer verrühren, und die frischen Kräuter und die Gurke dazugeben. Am besten schmeckt der Salat kalt aus dem Kühlschrank.

〉〉 Oliven 〈〈

Oliven sind nicht jedermanns Sache. Ich persönlich kann das nicht verstehen. Ich könnte manchmal ein ganzes Glas voll aufessen.

Schokohai Die ungesättigten Fettsäuren in der Olive senken das Cholesterin. Oliven enthalten Eisen und Antioxidantien wie Carotinoide (wie die Tomaten) und Polyphenole (wie der Kakao).

〉〉 Salatkräuter, Sprossen, Keime, Nüsse 〈〈

Schokohai Würzen Sie Ihren Salat immer mit reichlich Kräutern. Die darin enthaltenen Bitterstoffe unterstützen den Stoffwechsel, wirken dem Alterungsprozess entgegen und wirken entzündungshemmend. Besonders lecker ist ein Salat mit Zitronenmelisse; auch Minze, Dill, Beifuß oder Koriander geben das gewisse »Etwas«.

Sprossen und Keime enthalten unzählige Vitamine und Mineralstoffe. Gerade im Winter können die prima unser Immunsystem unterstützen. Am bekanntesten sind Alfalfa-Sprossen mit ihrem leicht nussigen Aroma. Eine wahre Eiweißbombe mit 40 Prozent ist die Sojabohne, die es mittlerweile in den unterschiedlichsten Variationen zu kaufen gibt. Als Milch, Tofu, Schnitzel oder geröstete Kerne. Man kann die Vorzüge dieser Bohne auf die unterschiedlichsten Arten nutzen.

Schokohai Die Sojabohne enthält pflanzliche Hormone, die sogenannten Isoflavone, die für gute Stimmung sorgen und die Wechseljahre positiv beeinflussen können.

Nüsse sind wahre Vitaminbomben, insbesondere für die Vitamine B1, B2, B3, B6, Folsäure und Vitamin E. Außerdem sind sie reich an Eiweiß, ganze 20 Prozent sind darin enthalten. Walnüsse können sogar das Cholesterin senken. Allerdings sollte man es mit der Menge nicht übertreiben, denn die knackigen Dinger haben auch viele Kalorien. Besonderes lecker sind Nüsse, wenn man sie röstet, denn erst dadurch kommt ihr Geschmack so richtig zur Geltung.

» Salatdressings «

Essig-Öl Der Klassiker: Ein Teil Essig, ein Teil Öl gut mischen und mit Salz und Pfeffer abschmecken. Wer es milder mag, gibt etwas Agavendicksaft oder Honig dazu. Ersetzen Sie den Essig durch frisch gepressten Zitronensaft, das wirkt besonders frisch! Mehr Pep bekommt der Salat durch ein paar Tropfen nussiges Kürbiskern- oder Arganöl.

Schokohai Apfelessig unterstützt den Stoffwechsel bei der Entgiftung von schädlichen Abfallprodukten. Das gleicht die Darmfunktion aus und hilft sowohl bei Verstopfung als auch bei Durchfall.

Honig-Senf Mein absoluter Favorit, passt prima zum gemischten Salat, aber auch zur gekochten Artischocke.

Ein Teil Balsamico-Essig mit zwei Teilen Olivenöl mischen. ½ Teil mittelscharfer oder scharfer Senf und ½ Teil Honig dazugeben und mit Pfeffer würzen. Verrühren Sie das alles mit einem kleinen Schneebesen, oder bereiten Sie die Vinaigrette in einem Salat-Shaker zu, dann wird sie besonders cremig. Wer möchte, gibt ½ kleingehackte Schalotte oder Knoblauchzehe dazu.

Mischen Sie zuerst Zucker und Salz unter den Essig, bevor Sie das Öl zugeben. In Öl lösen sich Kristalle nicht mehr auf.

Joghurt Sie mögen French Dressing oder Mayonnaise? Probieren Sie mal eine Vinaigrette mit Joghurt. Die schmeckt besonders lecker zu Salat mit Putenbrust und Obst.

Ein Teil Joghurt mit einem Teil Pflanzenöl vermischen. Mit etwas scharfem Senf und Essig oder Zitronensaft abschmecken. Toll dazu sind Kräuter wie Estragon oder Dill.

Asiatisch Ein Teil Reisessig, Obst- oder heller Balsamico-Essig mit zwei Teilen Olivenöl vermischen. Ein daumengroßes Stück Ingwer kleinhacken oder reiben, eine Prise Zucker, Salz und Pfeffer dazugeben.

Die Schärfe von Ingwer wird besonders intensiv, wenn man ihn reibt. Dazu passen Gurke und Koriander.

〉〉 Artischocken 〈〈

Leider kommen Artischocken in unseren Breitengraden viel zu selten auf den Tisch. Die meisten kennen sie nur als sauer eingelegtes Gemüse aus der Feinkosttheke oder auf der Fertigpizza. In Frankreich sind Artischocken eine Delikatesse und werden wegen ihrer appetitanregenden Wirkung gerne als Vorspeise gereicht. Achten Sie beim Einkauf darauf, dass die Blätter noch schön saftig grün sind und eng aufeinanderliegen. Je trockener und dunkler die Artischocke, desto bitterer schmeckt sie. Besonders haltbar bleiben Artischocken, wenn man sie, wie eine Blume, in ein Glas Wasser stellt.

Schokohai Besonders interessant sind natürlich die Bitterstoffe der Artischocke. Das Cynarin entgiftet die Leber und regt zugleich den Stoffwechsel der Galle an. Die perfekte Ergänzung also, wenn man besonders fett gegessen hat. Außerdem soll der Verzehr von gekochten Artischocken den Cholesterinspiegel senken und die Verdauung fördern.

» Artischocken-Fingerfood «

Eine prima Alternative für Kartoffelchips-Junkies, die ihre Finger nicht stillhalten können, ist dieses Rezept. Man kann es nämlich prima beim Fernsehen verputzen. Ich liebe dieses Rezept einfach.

ZUBEREITUNG Ein bis zwei Artischocken küchenfertig machen, indem man den Stiel abbricht und den Boden mit einem Messer kreuzweise einschneidet. Dadurch wird der Garprozess beschleunigt. Braune Stellen verhindert man, indem man auf die Schnittstelle Zitronensaft träufelt. Viele Rezepte empfehlen, dass man auch ins Kochwasser Zitronensaft gibt, ich persönlich finde es mit einer Prise Zucker besser. Die Süße mildert die Bitterstoffe der Artischocke ab.

Nach etwa 20 Minuten müsste die Artischocke gar sein. Das können Sie testen, indem Sie versuchen, ein Blatt herauszuziehen. Gelingt dies problemlos, ist sie fertig. Dazu passt die Honig-Senf-Vinaigrette.

Die Artischocke kann man kalt oder warm servieren. Man isst sie mit den Fingern, indem man nach und nach die Blätter abzupft, in die Vinaigrette tunkt und das Fleisch heraussaugt, zuzelt, lutscht. Sind alle Blätter gegessen, entfernt man die weichen Blütenreste und kann sich dann über das »Herz« hermachen.

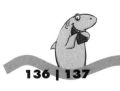

》 Artischocken gegrillt 《

ZUBEREITUNG Die Artischocken vom Stiel befreien und mit einem großen Messer vorsichtig in zwei Hälften zerteilen. Damit die Artischocke schneller gart und auf dem Grill nicht zu trocken wird, kocht man sie am besten für 15 Minuten in Wasser vor. Dann etwas Olivenöl und grobes Meersalz auf die Artischocke geben und auf den Grill legen. Zwischendurch wenden. Nach weiteren 15 Minuten müsste die Artischocke gar sein. Machen Sie wieder den Blatttest.

》 Kürbis 《

Ich liebe Kürbis, und das nicht nur, weil er extrem kalorienarm ist, sondern wegen seines hervorragenden Geschmacks. Es gibt in etwa 700 verschiedene Arten von Kürbissen, also toben Sie sich aus! Kürbis ist übrigens kein Gemüse, sondern eine Beere. Achten Sie beim Kauf auf eine unversehrte Oberfläche, damit sich der Kürbis bei Bedarf länger lagern lässt, und auf den Reifegrad. Den stellen Sie fest, indem Sie, wie bei der Wassermelone, auf den Kürbis klopfen. Ist der Klang hohl, ist die Frucht reif. Er eignet sich besonders gut als Abendessen, da er den Organismus nicht belastet.

Sie können Kürbis übrigens auch gut einfrieren. Dazu schneiden Sie das Fleisch in kleine Stücke, blanchieren diese kurz und geben sie dann in einen entsprechenden Gefrierbehälter. Abkühlen lassen und ab in die Kühltruhe. Frieren Sie den Kürbis gleich in mehreren Portionen ein, dann müssen Sie bei Bedarf nicht immer gleich alles auftauen.

Schokohai Kürbisse sind reich an Kalium, dafür aber natriumarm und wirken entwässernd. Das Carotin unterstützt die Bildung von Vitamin A, das ist gut für die Augen und die Haut. Kieselsäure wirkt sich positiv auf Bindegewebe, Haut und Nägel aus.

Die Schale des Hokkaido-Kürbis kann man mitessen. Greifen Sie dann aber auf jeden Fall zu einem unbehandelten Bio-Kürbis und waschen die Schale vorher gut ab.

Hokkaido-Kürbis-Fastfood

ZUTATEN 1 Hokkaido-Kürbis
Salz
Ingwer
Muskat
2 EL Butter

ZUBEREITUNG Hokkaido in zwei Hälften teilen und die Kerne aus dem Inneren entfernen. In kochendes Salzwasser geben und (je nach Größe) zehn bis 20 Minuten garen. Versetzen Sie das Kochwasser je nach Belieben mit einer Scheibe Ingwer oder einer Muskatblüte. Sie können den fertiggekochten Kürbis aber auch mit einer Prise frisch geriebenem Muskat würzen. Jeweils ein Stück Butter in die Hälften geben, mit Salz abschmecken und herauslöffeln wie eine Folienkartoffel.

Südafrikanischer Butternut-Kürbis in Folie

ZUTATEN ½ Butternut-Kürbis
1 Chilischote
etwas Butter
Salz, Knoblauch
Alufolie
frische Kräuter, z. B. Koriander oder Petersilie

ZUBEREITUNG Den Butternut-Kürbis mit dem Gurkenschäler schälen, in ca. zwei Zentimeter dicke Scheiben schneiden. Je eine Scheibe auf Alufolie legen. Die Chili entkernen und in kleine Stückchen schneiden. Den Kürbis mit ein paar Butterflöckchen belegen, Chili, Salz und – wer's mag – Knoblauch hinzufügen und danach die Alufolie gut verschließen. Mit den anderen Scheiben ebenso verfahren.

Im Sommer werfen Sie das Ganze auf den heißen Grill. Im Winter kommt der Folienkürbis für 20 Minuten in den vorgeheizten Backofen, wo er bei 200 Grad garen kann. Den fertigen Kürbis kann man dann noch mit Kräutern dekorieren.

》 Afrikanischer Kürbisstampf 《

ZUTATEN Muskat-Kürbis oder Butternut
Salz, Pfeffer
¼ Teelöffel gemahlener Kreuzkümmel
1 kleine Chilischote
½ TL Zimt
etwas Milch und Butter zum Abschmecken

ZUBEREITUNG Den Kürbis schälen und in Würfel schneiden (den nicht benötigten Rest blanchieren und einfrieren), in Salzwasser für ca. zehn Minuten weichkochen und das Wasser abschütten. Geben Sie dann etwas Milch oder Butter hinzu. Durch den kalorienarmen Kürbis braucht man bei der Butter kein allzu großes schlechtes Gewissen haben. Stampfen Sie das Ganze wie Kartoffelbrei. Achten Sie aber darauf, ein paar grobe Stücke übrig zu lassen. Die Chilischote entkernen, kleinschneiden und mit Kreuzkümmel, Pfeffer, Salz und Zimt abschmecken.

》 Kürbis-Ingwersuppe 《

ZUTATEN 300 g Kürbis (besonders cremig
wird es mit Butternut)

1 saurer Apfel
1 rote Beete
daumengroßes Stück Ingwer
200 ml Brühe/Wasser
Salz, Pfeffer, (½ Chilischote)
1 EL kalte Butter
Honig
geröstete Kürbiskerne als Topping

ZUBEREITUNG Kürbis, rote Beete, Ingwer und den Apfel klein würfeln. Die »festeren« Sorten etwas kleiner, die weicheren Sorten, wie den Apfel, in größeren Stückchen lassen. Kochen Sie nun die Zutaten in der Brühe oder in Wasser etwa zehn Minuten gar und pürieren Sie dann alles mit dem Pürierstab. Mit Salz und Pfeffer sowie dem Honig abschmecken und bei Bedarf mit Chili aufpeppen. Zuletzt die kalte Butter mit dem Pürierstab in die Suppe »einarbeiten«, das bindet und verleiht noch mehr Cremigkeit.

Die Kürbiskerne in einer beschichteten Pfanne ohne Fett rösten. Beim Rösten stets dabeibleiben, da Kerne und Nüsse die Hitze speichern und schnell verkohlen können.

〉〉 **Kürbis-Currysuppe** 〈〈

ZUTATEN 400 g Kürbis
200 ml Brühe/Wasser
Salz, Chili
1 kl. Becher Joghurt
Koriander
1 EL Currypulver

ZUBEREITUNG Den Kürbis würfeln und in der Brühe weich kochen. Zusammen mit der entkernten Chilischote und dem

Curry pürieren. Achten Sie darauf, dass die Suppe nicht zu scharf wird. Viele Currymischungen enthalten bereits viel Chili. Sie können die Schärfe mit etwas Joghurt, welchen Sie unterrühren, gut abschmecken. Mit Salz würzen. Zum Abschluss den frischen Koriander kleinhacken und darüberstreuen.

Kürbissuppe bereite ich entweder mit Ingwer und Apfel zu oder mit Curry und Joghurt. Beides schmeckt köstlich. Als Einlage passen Frischkäsekugeln (würzig: Ziegenkäse), die Sie entweder selbst ausstechen können, aber auch in vielen Supermärkten an der Käsetheke kaufen können.

〉〉 Hülsenfrüchte/Linsen 〈〈

Schokohai Neben Fleisch und Fisch enthalten auch Hülsenfrüchte extrem viel Eiweiß. Gegner von vegetarischem Essen behaupten zwar, dass pflanzliches Eiweiß vom Körper nicht so gut verwertet werden kann, für eine ausgewogene Ernährung ist aber der tägliche Konsum von Fleisch definitiv nicht nötig. Die Kombination aus Eiweiß und komplexen Kohlenhydraten in der Linse ist perfekt für eine Gewichtsabnahme geeignet, denn sie macht schnell und lange satt. Das Lecithin beruhigt die Nerven, genau das braucht man während einer Diät. Auch Kidneybohnen und Kichererbsen enthalten einen hohen Anteil an Aminosäuren, die den Körper veranlassen, an seine Fettreserven zu gehen.

Eigentlich ist ein Linsengericht aufgrund des optimalen Sättigungseffekts ein tolles Mittagsessen. Wenn Sie von Hülsenfrüchten Blähungen bekommen, dann umgehen Sie die Peinlichkeit und verspeisen Sie diese lieber abends!

Lauwarmer Linsensalat auf Sojasprossen

ZUTATEN
1 Tasse Linsen
2 Tassen Brühe
eine Handvoll Sojasprossen
Sojasauce
Sonnenblumenöl

ZUBEREITUNG Die Linsen für ca. 20 bis 30 Minuten in der Brühe gar kochen. Sie können gerne noch etwas bissfest sein, bevor Sie sie abgießen. Das Öl in der Pfanne erhitzen und die Sojasprossen für ca. zwei Minuten darin anbraten. Geben Sie die Sprossen dann auf einen tiefen Teller und platzieren Sie eine Portion der Linsen oben drauf. Gewürzt wird das Ganze mit ein paar Spritzern Sojasauce.

Kabeljaufilet auf rotem Linsengemüse

ZUTATEN
200 - 300 g Kabeljaufilet
½ Tasse Linsen
1 Karotte
eine Handvoll gehackte Petersilie
1 Tasse Brühe
2 EL Olivenöl
1 EL Weißweinessig
½ TL Honig
Salz, Pfeffer

ZUBEREITUNG Die Karotte in kleine Würfel schneiden und ca. fünf Minuten in 1 EL Olivenöl scharf (bei großer Hitze) anbraten. Die Linsen dazugeben, umrühren und mit der Brühe ablöschen. Das Ganze bei niedriger Hitze gar ziehen lassen. Ab und zu umrühren. In der Zwischenzeit den Fisch auf restliche Gräten untersuchen und dann bei mittlerer Hitze im restlichen

Olivenöl anbraten. Die Garzeit dauert nur wenige Minuten und ist natürlich abhängig von der Dicke des Filets. Das Linsengemüse mit Honig, Salz und Pfeffer würzen und mit dem Weißweinessig abrunden.

Alternativ können Sie das Gericht auch mit Garnelen zubereiten. Sowohl Garnelen als auch Kabeljau enthalten viel Jod und Eiweiß und fördern den Fettabbau.

》 Orientalische Linsensuppe 《

ZUTATEN
- 1 daumengroßes Stück Ingwer, frisch gerieben
- 1 kleiner Bund Suppengemüse mit Sellerie, Petersilienwurzel, Lauch, Karotten
- eine Hühnerbrust
- 100 g Staudensellerie
- 2 getrocknete Aprikosen, gewürfelt
- 50 g Linsen (Tellerlinsen brauchen ca. 20 Minuten Garzeit, rote Linsen nur zehn Minuten)
- 1 TL Curry
- Chili
- Joghurt mit frischem, gehacktem Koriandergrün

ZUBEREITUNG Das Gemüse kleinschneiden und zusammen mit dem Hühnchen in etwa 500 ml Wasser für 45 Minuten köcheln lassen. Linsen und Aprikosen, Ingwer und Curry dazugeben und entsprechend garen. Wer es scharf mag, kann das Ganze mit einer Chilischote, ohne Kerne, zusätzlich abschmecken, wer es milder mag, gibt etwas Honig dazu. Dazu passt ein Klecks Joghurt mit frischem Koriander.

Schokohai Koriander polarisiert wahrscheinlich wie kein anderes Kraut. Viele hassen ihn – wahrscheinlich wissen sie, dass er im Mittelalter zur Bekämpfung von Läusen und Flöhen verwendet wurde und die Blüten nach Wanzen riechen. Daher nämlich auch der Name: Kori bedeutet im Griechischen Wanze. Aus der asiatischen Küche ist Koriander trotz seiner Vergangenheit kaum wegzudenken. Er gilt nicht nur als Aphrodisiakum und fördert viele Stoffwechselvorgänge. In der Naturheilkunde ist die Verwendung von Koriandertinktur ein wichtiges Mittel, um Reste von Quecksilber ins Bindegewebe und in weiteren Schritten mit Bärlauch und Chlorella aus dem Körper herauszubefördern.

Kichererbsensuppe

ZUTATEN
- 125 g Kichererbsen
- ½ l Gemüsebrühe
- ¼ Lauchzwiebel
- ½ Apfel
- 1 TL Curry
- Saft ½ Zitrone
- 1 TL Honig
- glatte Petersilie

ZUBEREITUNG Kichererbsen über Nacht in Wasser einweichen. Am nächsten Tag gut abwaschen und 45 Minuten in Brühe gar kochen. Wer mag, kann aber auch fertige Kichererbsen aus der Dose verwenden. Den Lauch in feine Streifen schneiden und dazugeben. Mit Curry und Honig abschmecken. Den Apfel würfeln und mit Zitronensaft beträufeln. Nach fünf Minuten die Apfelstücke und den Saft der Zitrone dazugeben. Erneut kurz aufkochen lassen. Zum Servieren mit gehackter Petersilie bestreuen.

〉〉 **Kichererbsensalat** 〈〈

ZUTATEN
1 Karotte
1 große Fleischtomate
½ Gurke
100 g Kichererbsen (fertig gekocht)
eine Handvoll Kräuter, z. B. Minze, Rucola, Petersilie

ZUBEREITUNG Karotte in feine Scheibchen, Gurke und Tomate in Würfel schneiden. Kräuter kleinhacken und alle Zutaten mit den Kichererbsen vermischen. Dazu passt die Zitronen-Öl-Vinaigrette oder das Joghurt-Dressing. Am besten schmeckt der Salat, wenn man ihn ein, zwei Stunden vor dem Verzehr zubereitet und im Kühlschrank durchziehen lässt.

〉〉 **Kichererbsencurry** 〈〈

ZUTATEN
1 Dose Kichererbsen
150 g Joghurt
1 Zucchini
1 Karotte
1 Knoblauchzehe
1 kleine rote Zwiebel oder Schalotte
1 kleiner Bund Petersilie, gehackt
1 kleine Dose passierte Tomaten
1 TL Zimt
2 EL Currypulver
1 TL Koriandersamen
1 Chilischote
2 Litschis oder Rambutan, alternativ
8 weiße Weintrauben
3 EL Olivenöl
Wasser

Palmzucker, alternativ normaler Zucker
Pfeffer, Salz
frisches Koriandergrün

ZUBEREITUNG Die Zwiebeln hacken, Karotte und Zucchini in kleine Würfel schneiden und die Früchte halbieren.

Die Karotte im Olivenöl etwa drei Minuten anbraten, danach die Zucchini und die Zwiebel zusammen mit den Gewürzen (Zucker, Zimt, Koriander, Curry) dazugeben und erneut bei ständigem Rühren zwei Minuten braten. Die Knoblauchzehe mit einem flachen Brett zerquetschen und dazugeben (so kann man sie nachher wieder herausnehmen). Die Chilischote von den Kernen befreien und kleingehackt in den Topf geben. Die Kichererbsen über einem Sieb abgießen, zusammen mit den Tomaten zum Curry geben und für acht Minuten köcheln lassen. Dann die Früchte und die Petersilie unter das Curry mischen und mit Salz und Pfeffer abschmecken. Zuletzt die Knoblauchzehe herausangeln und je nach Bedarf das Joghurt unterrühren. Je mehr Joghurt man nimmt, desto cremiger und milder wird das Curry. Wer möchte, gibt kleingeschnittenes Koriandergrün darüber.

〉〉 **Topinambur** 〈〈

Topinambur wird auch gerne Indianerkartoffel genannt und ist mittlerweile ein beliebtes natürliches Diätmittel. Man kann die Knollen in Suppen verarbeiten, anstelle von Kartoffeln essen, roh knabbern, aber auch einkochen und leckeren kalorienarmen Sirup produzieren. Er schmeckt so ähnlich wie Zuckerrübensirup, hat aber nur einen Bruchteil an Nährwerten. Wenn Sie im Reformhaus ein Fläschchen der schwarzbraunen Flüssigkeit finden, greifen Sie zu.

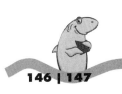

Schokohai Studien haben ergeben, dass Topinambur den Blutzuckerspiegel positiv beeinflussen kann. Diabetiker schätzen die Knollen wegen ihres hohen Gehalts an Insulin, welches vom Körper in eine gut verträgliche Zuckerform umgewandelt wird. Sie ist reich an Vitaminen und Mineralstoffen, zügelt den Appetit, reguliert den Stoffwechsel und stärkt das Bindegewebe.

》Topinambur-Cremesuppe《

ZUTATEN
½ Schalotte
400 g Topinambur-Knollen, geschält und gewürfelt
300 ml Brühe
1 Prise Kümmel
Salz, Pfeffer
150 ml Crème fraîche
gebratene Putenbruststreifen

ZUBEREITUNG Die Schalotte kleinschneiden und in etwas Öl anbraten. Die Knollenwürfel dazugeben, ebenfalls kurz anbraten und dann mit der Brühe ablöschen. Kochen Sie die Topinambur-Knollen nun für ca. 20 Minuten gar, pürieren sie und schmecken das Ganze mit Salz, Pfeffer und einer Prise Kümmel ab. Nochmals kurz aufkochen lassen, vom Herd nehmen und Crème fraîche unterrühren. Die Suppe schmeckt leicht süßlich, Sie können also durch das kräftige Würzen des Putenfleisches ruhig einen schönen salzigen Kontrast bilden.

》Topinambur-Obstsalat《

Topinambur schmeckt roh wie gekocht, süß oder herb. Ich liebe die tolle Knolle besonders in roher Form, in Streifen geschnitten als Knabberzeug oder in dieser süßen Variante.

ZUTATEN 2 bis 3 Knollen Topinambur
1 Banane, 1 Apfel
1 EL Zitronensaft
3 Aprikosen
3 EL Ananasstückchen
2 EL Sahnejoghurt oder Crème fraîche
1 TL Honig
geröstete Kakaobohnenkerne oder Nüsse

ZUBEREITUNG Topinambur bürsten und waschen und mit dem Apfel feinhobeln. Aprikosen, Banane und Ananas in kleine Stückchen schneiden und alles gut vermischen. Zitronensaft und Joghurt mit Honig verrühren und darüber geben. Mit Kakaobohnensplittern oder gerösteten Nüssen bestreuen.

Ich bestelle mir einmal im Jahr eine Kilodose geröstete Kakaobohnensplitter im Online-Versandshop. Man kann sie vielfach verwenden, einfach als Nachmittagssnack knabbern, in Joghurt oder Quark rühren, über Süßspeisen geben oder leckere Pralinen damit herstellen.

〉〉 **Zucchini** 〈〈

Die Zucchini ist eine der vielseitigsten Gemüsesorten und auch bei Kindern, die ja sonst Gemüse gegenüber etwas zurückhaltender sind, sehr beliebt. Sie gehört zur Gattung der Kürbisse (Kürbis bedeutet auf italienisch Zucca) und kann roh, gekocht oder gegrillt gegessen werden. Ich persönlich finde die günstigere grüne Variante schmackhafter als die gelbe, aber das soll jeder für sich selbst entscheiden. Wichtig ist, das Gemüse nicht zu schälen, denn in der Schale sitzt der Geschmack. Je kleiner und fester, desto besser. Zucchini halten sich länger, wenn Sie sie im Gemüsefach Ihres Kühlschrankes aufbewahren.

Schokohai Halten Sie die Zucchini auf jeden Fall von Äpfeln oder Tomaten fern. Diese produzieren Ethylen, welches den Reifeprozess beschleunigt. Wie der Kürbis enthält die Zucchini die Vitamine A, B und C sowie Calcium und Eisen.

〉〉 Schnelle Zucchini-Tomatensuppe 〈〈

Hier können Sie richtig zulangen, diese Suppe hat wirklich kaum Kalorien und schmeckt auch kalt unwiderstehlich.

ZUTATEN
1 kleine Zwiebel
1 Knoblauchzehe (kann auch weggelassen werden)
1 EL Olivenöl
150 ml Brühe
300 g Zucchini
1 Zucchini in Scheiben oder Würfel
1 kleine Packung geschälte Tomaten (meist aromatischer als frische)
italienische Kräuter nach Belieben, frisch oder tiefgekühlt (Thymian, gerne auch Zitronenthymian, Oregano, Rosmarin)
frisches Basilikum zur Deko
Salz, Pfeffer

ZUBEREITUNG Zwiebel und Knoblauch würfeln und im Olivenöl andünsten. Sobald sich Röstaromen gebildet haben, löschen Sie sie mit der Brühe ab. Geben Sie nun die kleingeschnittene Zucchini dazu. Zusammen mit den Kräutern lassen Sie das Ganze zehn Minuten köcheln. Zuletzt die Tomaten dazugeben, kurz aufkochen lassen und pürieren. Je nach Konsistenz noch etwas Brühe nachfüllen und mit Salz und Pfeffer abschmecken. Zuletzt die Zucchinischeiben in die Suppe geben und für zwei weitere Minuten aufkochen lassen. Mit frisch gezupftem Basilikum garnieren.

Diese Suppe kann man prima auf Vorrat kochen und in kleinen Portionen einfrieren. So müssen Sie nur noch die frischen Zucchinischeiben hinzufügen und mit frischen Kräutern garnieren.

Schokohas Knoblauch ist gesund, aber nicht jedermanns Sache. Ruth hat leider eine Allergie gegen Knoblauch und muss deshalb auf seine tolle Wirkung auf das Herz-Kreislauf-System verzichten. Wissenschaftler haben festgestellt, dass bei der Verdauung von Knoblauch Schwefelwasserstoff entsteht. Dieser entspannt die Blutgefäße und lässt den Blutfluss steigen.

≫ Zucchini-Schaumsüppchen ≪

ZUTATEN
400 g Zucchini
350 ml Brühe
Salz, Pfeffer
ca. 2 EL geschlagene Sahne
als Toppingidee: die mild-würzigen Blätter von frischen Ringelblumen passen perfekt zu Zucchini!
als Einlage: gekochte Maroni

ZUBEREITUNG Die Zucchini waschen und kleinschneiden und in der Brühe etwa zehn Minuten garen. Mit dem Pürierstab zerkleinern und mit Salz und Pfeffer abschmecken. Zum Servieren einen Esslöffel geschlagene Sahne vorsichtig unterheben. Die Maroni halbieren und dazugeben.

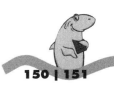

》 Maroni 《

Maroni oder Esskastanien sind eine leichte Variante zu Nüssen und schmecken wie süßliche, nussige Kartoffeln. Sie haben einen hohen Anteil an verwertbaren Kohlenhydraten und sind reich an Ballaststoffen. Deshalb sind sie auch prima als kalorienarmer Snack für zwischendurch geeignet. Im 12. Jahrhundert galt die Marone sogar als Heilmittel. Das Tolle: Esskastanien sind ein reines Naturprodukt, welches ohne Zusätze von Chemie kultiviert wird. Deshalb ist es allerdings nicht selten, dass man das ein oder andere Würmchen in der Marone findet. Einfach wegwerfen und die nächste vernaschen.

Schokohai Die Kastanie enthält neben Stärke viel hochwertiges pflanzliches Eiweiß. Sie ist zusammen mit der Kartoffel und dem Mais eines der wenigen basenbildenden Stärkeprodukte im Gegensatz zum Getreide, das immer säurebildend ist. Der Fettanteil ist sehr gering, dafür enthalten Kastanien 50 Prozent Wasser. Trotzdem machen sie lange satt. Aufgrund des hohen Vitamin B- und Phosphorgehaltes wirken sie beruhigend auf das Nervensystem. Wenn zu viel Büroarbeit den Kopf schlappmacht, kann die Marone wie Flügel für den Geist wirken.

》 Fenchel 《

Noch so ein tolles Gemüse, welches hierzulande völlig unter Wert gehandelt wird, ist der Fenchel. Er beruhigt den Magen, wirkt krampflösend und ist eine wahre Vitaminbombe. Er sollte kühl gelagert und nicht zu stark gedrückt werden, da er sonst, wie wir Frauen auch, schnell Flecken bekommt. Je dünner man den Fenchel schneidet, desto besser kann sich sein Aroma entfalten.

Schokohai 100 g roher Fenchel decken schon zu 80 Prozent den kompletten Tagesbedarf an Vitamin A eines erwachsenen Mannes und übersteigen sogar den Tagesbedarf an Vitamin C. Außerdem enthält Fenchel doppelt soviel Vitamin C wie Orangen, dazu noch viel Eisen, Calcium, Magnesium und Beta-Carotin.

❯❯ Fenchelsalat ❮❮

Einer meiner liebsten Salate. Geht schnell und ist superlecker!

ZUTATEN
- 1 Fenchelknolle
- Saft von einer Zitrone
- 1 TL Honig oder Rohrohrzucker
- 1 kleine Chilischote ohne Kerne
- 50 ml Olivenöl
- Pfeffer, Salz
- eine Handvoll Minzblätter
- 20 g geröstete Pinienkerne oder Nüsse

ZUBEREITUNG Die Fenchelknolle mit dem Gurkenhobel in feine Scheiben schneiden. Das feine Blattgrün können Sie ebenfalls kleingeschnitten zum Salat geben, den Strunk hingegen schneiden Sie ab und heben ihn für die nächste Gemüsebrühe auf. Falls Sie nicht direkt Verwendung haben, einfach einfrieren. Den Zitronensaft mit dem Zucker oder Honig, Salz und Pfeffer, der Chilischote und dem Olivenöl mit dem Pürierstab mixen, bis eine milchige Marinade entsteht, die Sie über den Fenchel geben und gut durchmischen. Zuletzt die Minze sehr fein schneiden und zusammen mit den Pinienkernen über den Salat geben.

Dazu passt Fisch, z. B. Lachs oder Scampi, den Sie in der Pfanne mit wenig Olivenöl anbraten.

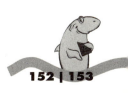

Schokohai Kerne oder Nüsse kann man auch weglassen, aber sie enthalten ein Hormon, welches das Sättigungsgefühl unterstützt.

»Fenchel-Tomaten-Gemüse«

ZUTATEN
2 Fenchelknollen
8 Kirschtomaten
1 Schalotte
100 ml Noilly Prat (Wermut)
Balsamico-Essig
1 Rosmarinzweig
1 Thymianzweig
2 EL Olivenöl
Pfeffer
Salz

ZUBEREITUNG Den Fenchel vom Strunk entfernen, waschen und in feine, ca. ½ Zentimeter dicke Scheiben schneiden. Die Tomaten waschen. Die Schalotte in kleine Würfel hacken und in etwas Olivenöl anbraten. Sobald sich Röstaromen gebildet haben, den Fenchel dazugeben und für zwei Minuten anbraten. Mit Wermut ablöschen, Rosmarin und Thymian am Zweig dazugeben und zusammen mit den Tomaten erneut zwei bis drei Minuten leicht köcheln lassen. Mit Pfeffer und Salz abschmecken. Vor dem Servieren die Kräuter entnehmen.

Dazu passt Couscous oder Hirse oder ein Stück Hühnerbrust oder Fischfilet.

»Kartoffeln«

Nicht gerade *das* Diätprodukt – Kartoffeln sind reich an Kohlenhydraten und eiweißarm. Daher sind sie nicht besonders figurfreundlich. Aber sie enthalten viel Vitamin B und sind noch in anderer Hinsicht ab und zu empfehlenswert.

Schokohai Die Kartoffel ist reich an Kalisalzen und daher ein basenbildendes Lebensmittel. Falsche Ernährung kann nur zu oft zu einer Übersäuerung des Körpers führen, so dass der Organismus anfälliger für Krankheiten wie Muskel- und Gelenkbeschwerden bis hin zu Bandscheibenschäden und Infekten wird. Daher sind basenhaltige Lebensmittel extrem wichtig.

〉〉 Fixes Rösti 〈〈

ZUTATEN 2 bis 3 Kartoffeln
Salz, Pfeffer
1 EL Olivenöl

ZUBEREITUNG Kartoffeln schälen, grob raspeln und mit Salz, Pfeffer würzen. Die Masse nun esslöffelweise in einer Teflonpfanne mit Olivenöl ca. zehn Minuten goldbraun braten. Dazu passt der Joghurt-Gurkensalat.

Kartoffel »saugen« Salz auf. Das bedeutet, seien Sie nicht zu sparsam damit. Umgekehrt kann man die Kartoffel auch prima als Neutralisator bei versalzenem Essen verwenden. Einfach eine geriebene rohe Kartoffel dazu, kurz aufkochen, fertig.

〉〉 Kartoffel-Sauerkraut-Salat 〈〈

ZUTATEN 2 bis 3 große festkochende Kartoffeln
¼ Schalotte, feingehackt
½ Tasse Gemüsebrühe
1 TL Obstessig
2 EL Sonnenblumenöl

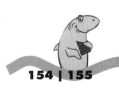

Salz, Pfeffer
1 EL Kümmel
200 g Sauerkraut

ZUBEREITUNG Die Kartoffeln kochen und in Scheiben schneiden. Mit den Schalotten vermischen. Dann die Vinaigrette mit der noch heißen Brühe, dem Essig und dem Öl vermischen und mit Salz und Pfeffer abschmecken. Zuletzt das rohe Sauerkraut unterheben. Der Kartoffelsalat hält sich 24 Stunden im Kühlschrank, danach sollte man ihn nicht mehr verzehren.

Schokohai Rohes Sauerkraut ist ein toller Lieferant für Vitamin C. Außerdem enthält es Vitamin B und K sowie Ballaststoffe, Kalium, Eisen und Calcium. Es ist supergesund, hat kaum Kalorien und kurbelt den Stoffwechsel an. Besser verträglich wird das cellulosehaltige Gemüse, wenn man es einfriert sowie durch Zugabe von Kümmel.

〉〉 Kartoffeleintopf 〈〈

Das ist ein Rezept, welches mich immer an meine Kindheit erinnert, wenn ich es koche. Man kann es natürlich auch mit Fleisch zubereiten, ich persönlich liebe die vegetarische Variante, die auch am zweiten oder dritten Tag noch extrem lecker schmeckt. Also machen Sie ruhig ein paar Portionen mehr davon.

ZUTATEN 2 bis 3 Kartoffeln
2 mittelgroße Karotten
¼ Stange Porree/Lauch
1 EL Pflanzenöl
2 Lorbeerblätter

Liebstöckel
Petersilie
Salz, Pfeffer

ZUBEREITUNG Die Kartoffeln und die Karotten in gleich große Würfel schneiden. In einem Topf kurz in heißem Öl andünsten. Den kleingeschnittenen Lauch dazugeben und mit so viel Wasser/Brühe aufgießen, dass alles bedeckt ist. Die Lorbeerblätter und die Kräuter dazugeben. 20 Minuten köcheln lassen. Mit Salz und Pfeffer abschmecken.

Pilze

Pilze sind gesund und dürfen in keinem Speiseplan fehlen. In der alternativen Medizin werden sie oft als Heilmittel gegen Krankheiten verwendet. Besonders gesund und aromatisch sind zum Beispiel Pfifferlinge. Anders als Champignons können sie nach wie vor nicht gezüchtet werden. Beim Säubern sollte man darauf achten, sie nicht zu lange im Wasser zu waschen, da sie sich sonst wie ein Schwamm vollsaugen und somit ihren Geschmack verlieren. Etwas mühsamer ist die Reinigung mit Küchenpapier, geschmacklich lohnt sich das aber.

Schokohai Pfifferlinge enthalten kaum Fett, sind aber reich an Ballaststoffen, Kalium, Eisen und Folsäure fürs Herz.

Schnell und lecker zubereitet werden Pilze, wenn man sie einfach mit Salz, Pfeffer und Kräutern in der Pfanne brät. Etwas Butter anschwitzen, Zwiebelwürfel anbraten und dann die Pilze in Scheiben geschnitten dazugeben. Ein paar Kräuter darüber streuen, fertig! Passt prima zu Salat, aufs Brot, zu Rührei oder auch pur.

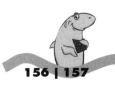

»Putengeschnetzeltes mit Süßkartoffeln und Pilzen«

ZUTATEN
300 g dunkles Putenfleisch,
in Würfel geschnitten
eine Handvoll Pilze (z. B. Kräutersaitlinge,
dunkle Champignons, Steinpilze ...)
1 Süßkartoffel
eine Handvoll frisches Basilikum
einige Blätter Zitronenmelisse
1 EL Parmesan oder Pecorino
1 EL Pinienkerne
1 EL Zitronensaft
50 g getrocknete Tomaten
100 ml Olivenöl
Salz, Pfeffer

ZUBEREITUNG Die Kartoffel schälen und in Würfel schneiden. Die Pilze mit Küchenkrepp säubern und in feine Scheiben schneiden. Das Basilikum zusammen mit den Pinienkernen, dem Käse, der Hälfte des Olivenöls, dem Zitronensaft und den Tomaten mit dem Pürierstab zu einer gleichmäßigen Masse verarbeiten. Das Putenfleisch mit Salz und Pfeffer würzen und im restlichen Olivenöl ca. fünf Minuten braten. Dann die Kartoffelwürfel dazugeben und weitere fünf Minuten braten. Zuletzt die Pilze dazugeben und weitere drei Minuten garen. Mit Salz und Pfeffer abschmecken und mit dem Tomatenpesto und der Zitronenmelisse dekorieren.

»Kartoffel-Pilz-Tortilla«

Tortilla kann man auch mit rohen Kartoffeln zubereiten, dann braucht man allerdings wesentlich mehr Fett.

ZUTATEN
2 bis 3 festkochende Kartoffeln
eine Handvoll Pilze

½ kleine Zwiebel, gehackt
1 Ei
2 EL süße Sahne
Salz
Pfeffer
frischer Majoran, gehackt

ZUBEREITUNG Die Kartoffeln schälen, kochen und in dünne Scheiben schneiden. In einer Teflonpfanne das Öl erhitzen und die Zwiebel anbraten. Sobald Röstaromen entstehen, die Kartoffelscheiben dazugeben. Pilze säubern, in feine Scheiben schneiden und zu den Kartoffeln in die Pfanne geben. Ei und Sahne mit einer großzügigen Prise Salz und Pfeffer gut verquirlen und über die Kartoffeln geben. Nach etwa zehn Minuten sollte die Masse gestockt, also fest sein. Vorsichtig wenden und weitere zwei bis vier Minuten backen lassen. Mit gehacktem Majoran bestreuen.

»Hühnerfond asiatischer Art«

Hühnersuppenrezepte gibt es wie Sand am Meer. Dieses Rezept ist würziger als unsere westlichen Rezepte und mein absoluter Favorit. Sie können den Fond pur als Suppe genießen, ihn aber auch als Basis zum Kochen verwenden oder zum Beispiel später mit Mu-Erh-Pilzen »verlängern«. Machen Sie also ruhig eine große Menge und frieren Sie alles ein, was Sie nicht gleich aufessen wollen.

ZUTATEN
1 kg Hühnerteile
2 Scheiben Ingwer
Tom-Ka-Suppenmischung
(oder frisch: Chili, Galgant, Kaffierblätter, Zitronengras)

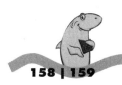

2 EL Kochwein
½ Stange Porree
Sojasauce zum Abschmecken

ZUBEREITUNG Die Hühnerteile mit den Gewürzen vermischen und 20 Minuten im Topf ziehen lassen. Dann mit 2,5 Liter Wasser übergießen und zwei Stunden vor sich hin köcheln lassen. Vom Herd nehmen und eine Stunde ziehen lassen. Die »Kleinteile« heraussieben, das Hühnerfleisch vom Knochen lösen und die Brühe über Nacht im Kühlschrank kalt werden lassen. Am nächsten Tag ist die Flüssigkeit zu einer Art Gelee erstarrt. Das Fett kann man oben einfach mit einem Löffel abschöpfen.

》》 Lilienknospen 《《

Die länglichen »goldenen Nadeln« gibt es ebenfalls in getrockneter Form im Asia-Shop. Sie schmecken leicht süßlich, finde ich, und passen sehr gut in eine Suppe. Für die Zubereitung weichen Sie die Knospen eine halbe Stunde in kochendem Wasser ein und geben Sie dann zum Gericht dazu. Die Allrounder unterstützen das Immunsystem und die Leberfunktion.

》》 Mu-Erh-Pilze 《《

Mu-Erh-Pilze finden Sie meist getrocknet in der Asia-Abteilung. Sie kommen aus China und werden wegen ihres Aussehens auch gerne als »Wolkenohren« bezeichnet. Sie haben neben einem leckeren Geschmack eine entschlackende, reinigende Wirkung. Der Pilz ist sozusagen ein Grundreinigungsmittel aus Leidenschaft. Gießen Sie die getrockneten Pilze mit kochendem Wasser auf und lassen Sie sie eine halbe Stunde einweichen. Anschließend kochen Sie sie für 20 Minuten in Ihrem Gericht, z. B. der Suppe, gar. Den Pilzsud können Sie ebenfalls zur Suppe geben.

Schokohai Durch seine Struktur soll der Mu-Erh-Pilz nicht nur Ablagerungen in der Blutbahn beseitigen, sondern er »putzt« auch den Dünndarm. Das liegt an seiner Beschaffenheit, im Darm nochmals aufzuquellen und sich so der Struktur des Verdauungsorgans anzupassen. Dadurch können schädliche Stoffe aufgenommen und abtransportiert werden. Wenn Sie also Ihre Verdauung auf Trab bringen wollen, verwenden Sie die Pilze einmal die Woche. Allerdings nicht in der Menge einer Beilage, sondern nur als Gewürz.

〉〉 Shiitake-Pilze 〈〈

Verwenden Sie Shiitake genau wie die Wolkenohren eher als Gewürz, nicht als üppige Beilage. Bei empfindlichen Menschen kann der Verzehr von Shiitake nämlich leider auch zu Hautreaktionen führen.

Schokohai Diese leckeren Shiitake-Pilze werden als Heilpilze bezeichnet, weil sie in der chinesischen und japanischen Medizin tatsächlich als Heilmittel eingesetzt werden. Sie sollen unter anderem Entzündungen heilen, Magenschmerzen lindern und Arteriosklerose vorbeugen.

〉〉 Käse 〈〈

Die meisten Käsesorten sind sehr fettreich. Wer abnehmen möchte, sollte sich deshalb etwas zurückhalten. Viele Käsesorten sind jedoch reich an Vitaminen und Mineralstoffen, und manche können sogar zur Optimierung des äußeren Erscheinungsbildes beitragen: Harzer Käse ist z. B. sehr fettarm und hält durch seinen hohen Gehalt an Eiweiß lange satt. Panieren Sie ihn mit Sesamkörnern, essen Sie ihn zum Salat, oder machen Sie ihn mit Essig, Zwiebeln und Öl an. Durch die Essigsäure beschleunigen Sie zusätzlich die Fettverbrennung.

Ich persönlich mag Feta-Käse aus Schaf- oder Ziegenmilch. Diese kräftigen Käse schmecken auch prima zu süßen Früchten wie Wassermelone, Mango, Papaya oder Preiselbeeren.

Schokohai Schafskäse enthält Linolsäure, eine mehrfach ungesättigte Fettsäure. Genießen Sie vor dem Sport einen Salat mit Käsewürfeln, unterstützen Sie damit die Fettverbrennung und den Muskelaufbau, und das Bindegewebe wird gestrafft.

》 Gurken-Tomatensalat mit Feta-Käse 《

ZUTATEN ½ Packung Feta aus Schafs- oder Ziegenmilch
2 große Tomaten
½ Salatgurke
frisches Basilikum oder Minze, gezupft

DRESSING 1 EL Balsamico-Essig
2 EL Olivenöl
Pfeffer

ZUBEREITUNG Alle Zutaten würfeln und miteinander vermischen. Das Dressing drübergeben und mit den Kräutern bestreuen. Fertig!

Finger weg von fettreduzierten Milchprodukten und anderen Lebensmitteln, die Sie in der Diätabteilung finden. Die meisten Produkte werden durch komplizierte chemische Verfahren in ihrer Struktur so verändert, dass Ihr Körper sie nicht immer verarbeiten und nutzen kann. Das heißt, es könnte durchaus sein, dass Sie von Magerkäse mehr zunehmen als von einem Stück fettem Gouda. Ich verzichte, außer bei Butter und Käse, komplett auf Kuhmilchprodukte. Alternativ dazu gibt es Produkte aus Ziegen- und Schafsmilch, die wesentlich besser verträglich sind und nachgewiesenermaßen den Cholesterinspiegel senken. Empfehlenswert sind auch Sojaprodukte. Da diese den Hormonspiegel beeinflussen können, versuchen Sie hier besser, Maß zu halten.

Mozzarella

Ich bin ein Mozzarella-Fan und das nicht nur beim Salat Caprese. Hier ist er mal in einer anderen Variante. Lecker und durch die Zugabe von Chili leichter verdaulich.

Mozzarella-Salat

ZUTATEN 1 Kugel frischer Mozzarella (je älter er wird, desto weicher wird die Haut, dann lässt er sich nicht mehr so gut schneiden)
2 EL Crème fraîche
1 große frische Chilischote
Pfeffer, Salz
½ Zitrone
frischer Majoran

ZUBEREITUNG Den Mozzarella in feine Scheiben schneiden, dünn mit Crème fraîche bestreichen und auf einem Teller verteilen. Die Zitronenschale mit einem Zestenschneider oder der Gemüsereibe schälen und über den Käse streuen. Anschließend auspressen und darüber träufeln. Die Chilischote waschen, entkernen und in schmale Streifen schneiden. Zusammen mit Pfeffer und Salz über den Salat geben und den Majoran darüber zupfen.

Schokohai Mozzarella enthält wider Erwarten ziemlich viel Fett, ist aber dennoch ab und zu erlaubt und sogar gesund. Er ist ein super Calciumlieferant für unsere Knochen.

⟩⟩ Hirse ⟨⟨

Hirse ist eine meiner liebsten Getreidesorten. Sie ist glutenfrei, daher also gut verträglich, und hält lange satt. Man kann sie prima für ein Risotto verwenden, für einen süßen Brei oder als Müsli.

Schokohai Hirse enthält ungesättigte Fettsäuren, Vitamin E, Fluor und Provitamin A, ist also sehr gesund und zaubert kräftige Haare, Zähne und Fingernägel.

⟩⟩ Hirse-Risotto mit Brokkoli ⟨⟨

Es muss nicht immer Reis sein. Ein Risotto aus Hirse, Buchweizen, Grünkern oder Gerstengraupen bringt eine tolle Abwechslung auf den Speiseplan.

ZUTATEN
- ½ Tasse Hirse
- 1 – 2 Tassen Gemüse- oder Hühnerbrühe
- 50 ml Noilly Prat (Wermut) oder Weißwein
- 1 Schalotte
- 1 EL Olivenöl
- 1 EL Butter
- 1 EL Tomatenmark
- 200 g Brokkoli
- Parmesan oder Pecorino

eine Handvoll Kräuter
geröstete Mandelblättchen

ZUBEREITUNG Die Schalotte kleinhacken und in Öl kurz anschwitzen. Die Hirse dazugeben und beides ca. eine Minute braten. Mit Noilly Prat (Wermut) ablöschen und so lange rühren, bis der Alkohol verdampft ist. Dann nach und nach die Gemüsebrühe dazugeben. Zwischendurch warten, bis die Flüssigkeit eingekocht ist. Nicht vergessen: Immer wieder umrühren! In der Zwischenzeit den Brokkoli in mundgerechte kleine Röschen schneiden. Die Mandelblättchen in einer Teflonpfanne rösten, bis sie eine leicht goldbraune Farbe bekommen.

Je nach Hirsegröße ist das Risotto nach acht bis 15 Minuten gar. Geben Sie Tomatenmark und den Brokkoli dazu, solange die Hirse noch »Biss« hat, und lassen das Ganze noch etwa drei Minuten köcheln. Zuletzt den geriebenen Käse unterheben und erst dann mit Salz und Pfeffer abschmecken. Kräuter und Mandeln erst auf dem Servierteller drüberstreuen.

Schokönal Parmesan ist besonders calciumhaltig und soll daher die Knochenbildung unterstützen und Osteoporose vorbeugen. Auch Brokkoli enthält viel Calcium und wird nicht nur deshalb regelmäßig zu den gesündesten Lebensmitteln überhaupt gewählt. Er ist reich an Riboflavin, einem Antioxidant, welches die Haut vor schädlicher UV-Strahlung schützt, zarter und elastischer macht. Es bindet freie Radikale und schützt somit vor erhöhtem Krebsrisiko.

Ich persönlich mag Pecorino, die Variante aus Schafsmilch. Dieser Käse enthält fast genauso viel Calcium wie Parmesan, hat aber mehr Fett und weniger Eiweiß.

Wermut kennen Sie sicher auch eher aus dem Bereich Digestiv. Absinth – die grüne Fee – kann aufgrund der ätheri-

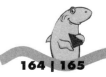

schen Öle die Sinne vernebeln. Ich habe beim Testtrinken allerdings nichts davon gemerkt.

Schokohai Wermut (übrigens ein naher Verwandter des Beifuß) ist bei Kennern für seine positive Wirkung auf die Verdauungsdrüsen beliebt. Der Wermut ohne Alkohol wirkt gut gegen Mundgeruch, ein sehr positiver Aspekt, da es bei einer Ernährungsumstellung aufgrund der erhöhten Entgiftung leider oftmals zu etwas unangenehmem Geschmack und Geruch kommen kann.

〉〉 Gefüllte Paprika 〈〈

ZUTATEN
- 2 rote Paprika, halbiert und entkernt
- 2 EL Butter
- 400 g Brühe
- 100 g Feta-Käse
- 2 Frühlingszwiebeln
- 100 g Hirse
- 1 Fleischtomate
- ½ Chilischote, entkernt
- 2 EL Tomatenmark
- etwa 3 EL gehackte italienische Kräuter (z. B. Rosmarin, Oregano, Thymian, Basilikum)
- Pfeffer, Salz
- 1 Ei
- 2 EL Sahne

ZUBEREITUNG Backofen auf 175 Grad vorheizen. Die Frühlingszwiebeln in einem Topf mit etwas Olivenöl anbraten, die Hirse hinzufügen und ebenfalls kurz rösten. Mit der Brühe ablöschen und für etwa 15 Minuten köcheln lassen. Dann Chilischote kleinschneiden und mit dem Tomatenmark unter die

Hirse rühren und den Topf vom Herd nehmen. Die Tomate waschen und klein würfeln, Kräuter waschen und hacken. Schafskäse in Würfel schneiden und alle Zutaten mit der Hirse vermischen und in die Paprikahälften füllen. In eine feuerfeste Auflaufform geben. Zuletzt die Sahne mit dem Ei verquirlen und über die Paprikahälften geben. Für etwa 40 Minuten im Ofen backen.

Snacks für zwischendurch

Eigentlich sind es genau die kleinen Dinge zwischendurch, die uns immer wieder so gemein in den Rücken fallen. »Ich esse so wenig, und dennoch nehme ich zu.« Viele von uns hatten diesen Gedanken schon ein- oder mehrmals. Gerade die »Stehrumchen«, wie Kekse, Plätzchen zu Weihnachten oder Gummibärchen, die man achtlos im Vorübergehen futtert, verwirren den Stoffwechsel und schlagen gnadenlos auf den Hüften oder am Bauch zu. Essen Sie sich lieber bei den drei Hauptmahlzeiten satt. Sollten Sie dennoch zwischendurch Hunger bekommen, notieren Sie sich genau, was und wie viel Sie gegessen haben. Hier hilft nur gnadenlose Ehrlichkeit. Sie müssen die Liste ja keinem sonst präsentieren. Aber nur so erkennen Sie, in welche Figurfallen Sie tappen, und können beim nächsten Mal geschickter handeln.

Bei mir persönlich fällt der Blutzuckerspiegel gegen Nachmittag ab, und ich bekomme Lust auf etwas Süßes. Auch hier hilft es, einfach nur genüsslich zwei Stückchen Schokolade zu essen.

Alternativ dazu sind Dinge wie eine Tasse Gemüsebrühe, Äpfel (ein Apfel alleine macht Appetit, zwei machen satt), eine Banane oder ein Joghurt angesagt. Sie können sich auch schnell und unkompliziert eine kleine Schale Sorbet herstellen. Dafür habe ich immer etwas Obst eingefroren, überreife Bananen, die ich vorher in kleine Scheiben geschnitten habe oder fertiggekaufte tiefgekühlte Beerenmischungen. Eine Handvoll davon mit etwas Joghurt, Soja- oder Buttermilch in den Mixer – und fertig ist der kalorienarme gesunde Snack für zwischendurch, der praktischerweise satt und glücklich macht. Wenn Sie etwas Kakaopulver dazugeben, umso mehr!

Ein Snack ist keine Hauptmahlzeit, d. h. wir sprechen hier nicht von einem großen Teller voller Leckereien. Mehr als ein Schälchen, eine kleine Handvoll oder ein Glas ist bereits mehr als genug.

In vielen Zeitschriften werden auch Trockenfrüchte oder Nüsse als Snacks empfohlen. Die sind natürlich eine tolle Alternative zu einem fetten, zuckerhaltigen Schokoriegel. Dennoch würde ich in den ersten Wochen davon abraten. Nüsse und Trockenobst sind sehr gesund, aber für den täglichen »Gebrauch« zu reichhaltig. Einmal die Woche ist so etwas natürlich erlaubt.

Wer dennoch nicht aufs Knabbern verzichten will, kann sich Sonnenblumenkerne, Kürbiskerne oder Sojabohnen rösten oder fertig im Bioladen kaufen. Diese sind kleiner und verführen nicht zum Dauernaschen oder zu großen Portionen. Gönnen Sie sich zwischendurch etwas Besonderes. Sie wissen das dann auch mehr zu schätzen und essen nicht mehr unbewusst nebenbei eine ganze Tüte Chips oder Erdnüsse zum lustigen Fernsehabend.

Kefir, Joghurt und Buttermilch stillen den Hunger und regen den Stoffwechsel an. Sie können Sie pur genießen oder ein paar der leckeren Rezepte ausprobieren.

»Mango Lassi«

ZUTATEN
1 kleiner Becher Joghurt
die doppelte Menge an Wasser
½ Menge an Mango (besonders toll ist ungesüßtes Mango-Mus aus dem Asia-Shop)
1 Spritzer Agavendicksaft zum Süßen, alternativ geht natürlich auch Honig
das Innere von zwei Kapseln grünem Kardamom, im Mörser zerstoßen
1 Prise Vanillepulver

ZUBEREITUNG Fruchtmus mit dem Joghurt und dem Wasser vermischen, Kardamom und Vanille zugeben und mit dem Agavendicksaft abschmecken.

Vanille mindert den Appetit auf Süßes. Bei manchen hilft sogar schon der Duft von Vanille, um die Lust zu nehmen. Ein, zwei Tropfen Öl hinters Ohr getupft und man ist den ganzen Tag »auf der sicheren Seite«. Bei anderen wiederum ruft der Geruch erst recht Gelüste hervor. Die einen fühlen sich aphrodisiert, bei anderen werden Kindheitserinnerungen wach. Unterschiedlicher kann ein Gewürz wohl kaum wirken. Vanille wird nicht nur zum Würzen von Süßspeisen verwendet. Im alten Österreich gab man Vanille an den Sonntagsbraten. Aufgrund des hohen Preises wurde die Vanille bei vielen jedoch durch Knoblauch ersetzt. Aber sie feiert ihr Comeback. In der Haute Cuisine findet man heute immer häufiger Vanille auch in deftigen Speisen wieder.

Schokohai Vanille ist eine Orchideenart, deren Schoten neben Safran und Kardamom zu den teuersten Gewürzen der Welt gehören. Das meiste Aroma befindet sich nicht wie erwartet im Mark, sondern in der Schale der schwarzen länglichen Frucht. Daher sollten

Sie sofort zugreifen, wenn Sie im Supermarkt ein Gläschen reines Vanillepulver entdecken. Das hält sich wesentlich länger und ist intensiv im Geschmack.

〉〉 Kefir-Shake 〈〈

ZUTATEN ¼ Becher Kefir (ca. 100 ml)
½ Banane
100 ml Karottensaft
1 Msp. geriebener Ingwer

ZUBEREITUNG Kefir, Bananen und Saft zusammen in den Mixer geben und gründlich vermischen. Wer möchte, kann noch etwas Eis zum Drink dazugeben und das Ganze erneut im Mixer schaumig rühren.

Ingwer ist vielseitig einsetzbar. Er fördert die Durchblutung und erwärmt den Körper wie eine Heizung, sowohl von außen als auch von innen. Bei leichter Seekrankheit hilft er genauso wie bei Magen- und Darmbeschwerden, er fördert die Gallensaftproduktion und die Verdauung. Als Gewürz im Essen oder als Tee genossen wirkt er ebenso wie als Fußbad (das wärmt nicht nur die kalten Füße, sondern gibt Kraft und Energie). Am besten schält man Ingwer übrigens mit dem Teelöffel. Einfach die Schale abschaben, das geht einfacher als mit dem Messer. Die nicht verwendete Knolle können Sie getrost einfrieren. So hält sie sich länger.

Schokohai Die Gingerole und ätherischen Öle im Ingwer wirken stimulierend und lassen das Fett »schmelzen«. Dazu einfach ein paar Scheiben der Knolle mit warmem Wasser aufgießen, und der Körperakku lädt sich wieder komplett auf. Außerdem wirkt ein Ingwerbad hervorragend gegen Muskel- und Gliederschmerzen. Der regelmäßige Genuss der tollen Knolle kann das Risiko von Thrombose und Schlaganfall senken. Aber: Wie Aspirin kann Ingwer die Blutgerinnung verringern. Also Vorsicht vor geplanten Operationen.

»Blaubeer-Buttermilch«

ZUTATEN ½ Becher (250 ml) Buttermilch
1 TL Honig
1 Prise Vanillepulver
eine Handvoll Blaubeeren
(gerne auch tiefgekühlt)

ZUBEREITUNG Die Zutaten mit dem Pürierstab gründlich mixen. Fertig!

Blau- oder Heidelbeeren sind meine Lieblingsbeeren und eine wahre Quelle für die Gesundheit und vielseitig zu verwenden. Sie müssen aber selbstgepflückte Beeren gründlich waschen – oder noch besser, die Früchte kochen, da sonst das Risiko besteht, sich einen Fuchsbandwurm einzufangen. Solche »Haustiere« wären sicher keine besonders gute Anschaffung.

Schokohai Heidelbeeren sind, wie alle Beeren, reich an Antioxidantien. Diese binden die schädlichen freien Radikale, die zum Beispiel den Alterungsprozess beschleunigen und Tumore auslösen. Die Gerbstoffe der Beere schützen vor Bakterien. Täglich ein kleines Gläschen Saft hilft bei Zahnfleischentzündungen. Sie können den Blutdruck und -zuckerspiegel senken und beruhigen gestresste Nerven und die Verdauung. Die wertvollen Inhaltsstoffe können sogar angeblich die Darmschleimhaut abdichten. Reife getrocknete Beeren helfen bei Durchfall, manche Teehersteller bieten für den Fall auch die getrockneten Blätter an. Frische Beeren wirken bei Verstopfung. Der blaue Farbstoff Anthocyan färbt allerdings die Zähne schwarzblau. Wer die Farbe schnell los werden will, schafft das mit etwas Zitrone.

〉〉 Schoko-Bananenmilch 〈〈

ZUTATEN ½ Banane
250 ml Milch
1 TL Kakaopulver

ZUBEREITUNG Alle Zutaten mit dem Pürierstab gründlich mixen. Fertig!

〉〉 Apfel-Shake 〈〈

ZUTATEN 1 Apfel
½ TL Zimt
1 Prise Vanille
1 TL Traubenzucker
150 ml Milch
75 ml Kokosmilch

ZUBEREITUNG Apfel schälen, Kerngehäuse entfernen und in kleine Stücke schneiden. Zusammen mit der Milch, der Kokosmilch, Zimt, Vanille und Traubenzucker mit dem Pürierstab oder im Mixer gründlich mixen.

Kokosmilch habe ich immer zu Hause. Sie hat nur ein Drittel der Kalorien von Sahne. Außerdem enthält sie Unmengen an gesunden ungesättigten Fettsäuren, die man in der Kombination nur selten findet.

Schokohai Laut Forschung führt Kokosfett zu einer Normalisierung der Körperfettwerte, schützt die Leber vor Alkoholschäden und hat eine entzündungshemmende Wirkung auf das Immunsystem. Auf einer einsamen Insel könnte man sich über Wochen nur von Kokosnüssen ernähren und würde keine Mangelerscheinungen erleiden.

›› **Quick-Sorbet** ‹‹

ZUTATEN 2 Teile gefrorene Früchte, z. B. Heidelbeere, Erdbeere, Himbeere, Banane oder eine Beerenmischung
1 Teil Joghurt oder Quark
1 TL Agavendicksaft oder Honig, bei Banane muss nicht weiter gesüßt werden
nach Belieben 1 Prise Zimt oder Vanille
1 Schuss Sahne oder Milch
zur Deko: Kakaobohnensplitter sorgen für den extra »Crisp«

ZUBEREITUNG Geben Sie die gefrorenen Früchte, die Gewürze und den Zucker mit dem Quark oder Joghurt in ein hohes Gefäß und pürieren sie. Die Masse lässt sich besser verarbeiten, wenn man einen Schuss Flüssigkeit, also Wasser, Milch oder Sahne, dazugibt.

Zimt war früher, wie viele andere Gewürze auch, ein wahrer Luxusartikel. Mittlerweile hat man erkannt, dass man ihn auch als vielseitiges Heilmittel einsetzen kann. Vor allem aber beruhigt er die diätgestressten Nerven und sorgt für gute Laune.

Schokohat Zimt wirkt schweißtreibend, also wärmend, und reguliert unter anderem Magen- und Darmbeschwerden. Es gibt Studien, die besagen, dass Zimt den Blutzuckerspiegel senkt. Er kann also wahrscheinlich auch die Behandlung von Diabetes positiv unterstützen. Man kann Zimt hervorragend als Teezusatz, als Prise im Jo-

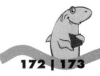

ghurt oder Zutat in anderen Speisen genießen und so das Bedürfnis nach Süßem zügeln. Verwendet man Zimt in süßem Gebäck, kann man genau wie durch Vanille gut am Zucker sparen.

Im Restaurant

Der schwerste Test für den inneren Schokohai ist natürlich das Essen im Restaurant oder in der Kantine. Ich vertraue hier einfach nur auf das, was ich sehe. An Büfetts greife ich nur zu Dingen, bei denen sich klar alle Inhaltsstoffe erkennen lassen. Zum Salat bestelle ich immer ein Essig-Öl-Dressing. Die fertigen Saucen enthalten meist Geschmacksverstärker, Süßstoffe oder viel Zucker und können dem Nährwert einer kompletten Mahlzeit entsprechen. Das braucht kein Mensch. Fleisch und Gemüse bestelle ich gerne ohne viel »Tamtam«. Nachfragen beim Kellner hilft, das mag manchmal vielleicht etwas nerven, aber es geht mir schließlich um mein Essen, und das soll entsprechend lecker sein. Der Verführer schlechthin ist natürlich der Brotkorb. Gerade in Deutschland können wir zu Recht stolz auf unsere Backwaren sein, aber im Restaurant verbanne ich sie ans andere Ende des Tisches. Was man an »Broteinheiten« spart, kann man stattdessen beim Dessert wieder nachholen. Einmal ist keinmal...

Wer schnell Pfunde verlieren möchte, sollte den Alkohol weglassen. Das klingt leichter gesagt als getan. Ich trinke kaum etwas, da ich schon nach einem halben Glas fast vom Stuhl falle, aber ich weiß, wie wichtig für manche das Feierabendbier oder das Gläschen Wein beim Italiener sein kann. In den ersten vier Wochen der Schoko-Diät sollten Sie jedoch ganz darauf verzichten. Fällt es Ihnen allzu schwer, sollten Sie eventuell mit einem Arzt darüber sprechen. Danach ist Alkohol in Maßen natürlich erlaubt. Aber er ist kein Durstlöscher. Trinken Sie ausreichend Wasser zum alkoholischen Getränk. Das erspart nicht nur Kalorien, sondern auch den Kater am nächsten Tag. Katzen mögen nämlich kein Wasser.

Eine weitere Figurfalle und Erscheinung unserer »to go«-Zeit sind Kaffeespezialitäten. Latte Macchiato, Caramell-Frappuccino oder Strawberryshake sind sicher lecker, haben den Namen Getränk aber eigentlich schon längst überholt. Die süßen Becher haben bis zu 800 Kalorien, keine Vitamine, aber dafür viel Zucker und Fett. Sie müssen zwar nicht darauf verzichten, aber wenn Sie sich so etwas gönnen, genießen Sie es und streichen Sie dafür eine Mahlzeit. Denn die hatten Sie im Grunde schon.

Auch Limonaden, Energiedrinks und Fruchtsäfte, egal ob mit oder ohne Zucker, enthalten jede Menge Kalorien. Ein Liter Cola entspricht dem Brennwert einer kompletten ausgiebigen Mahlzeit inklusive Beilagen! Diätlimos sind auch nicht viel besser. Wie bereits erwähnt, beeinflusst der Gebrauch von Süßstoff, neben anderen gesundheitsschädigenden Nebenwirkungen, unser Empfinden für Süßes. Unser Geschmackssinn wird, wie durch eine Art Trainingslager, an immer süßere Lebensmittel gewöhnt und verlangt dadurch auch immer mehr Süßigkeiten.

Die größte Kalorienfalle ist meiner Meinung jedoch der Fruchtsaft. Auch in Obst steckt jede Menge Zucker. Fruchtzucker zwar, der ist aber dennoch kein Schlankmacher. Wer also nicht gerade einen Marathon vor sich hat, sollte auf solche süßen Getränke verzichten oder sie zumindest mit Mineralwasser verdünnen. Eine preiswerte, leckere und extrem abwechslungsreiche Alternative ist Tee. Den gibt es in unzähligen Sorten und Variationen.

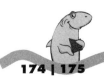

DIE KLEINEN HELFER
Appetitzügler, Fatburner, Stoffwechselregulatoren

Ich persönlich halte nicht viel von künstlich hergestellten Mittelchen, die uns tagtäglich in der Werbung und in den Apotheken angeboten werden. Man kann dem Stoffwechsel und damit dem körperlichen Wohlbefinden auch auf natürliche Art und Weise auf die Sprünge helfen. Wenn ich mir meine Tees mische, fühle ich mich wie eine kleine Kräuterhexe. Kräutertees, Enzyme aus Obst und Gemüse, Ballaststoffe als Stoffwechselregulatoren und sogenannte natürliche »Fatburner« bekommen Sie günstig in jedem Supermarkt, Asia-Shop und in Kräuterläden. Natürlich ist deren Wirkung meist nicht wissenschaftlich nachgewiesen. Dennoch weiß man heute, dass eine ausgewogene Ernährung einen Menschen gesünder alt werden lässt als eine aus der Pillendose. Mittlerweile gibt es Studien, die besagen, dass Vitamintabletten das Gleichgewicht des menschlichen Organismus eher durcheinanderbringen und auf der anderen Seite einen Mangel hervorrufen. Betrachtet man die Lebensweisen der Naturvölker, findet man ganz oft den direkten Zusammenhang zwischen Kräuterkunde und einem optimalen Lebensverlauf. Hier finden Sie einige Beispiele, die lecker und effektiv sind. (Ich koche mir z. B. morgens immer eine große Thermoskanne mit Kräutertee. Die Mischung variiert je nach Stimmung und Bedarf, aber auch deshalb, weil Kräuter bei permanenter Anwendung ihre Wirkung verlieren. Es ist daher wichtig, die Sorten regelmäßig zu wechseln.)

Schokohai **Natürlich erhöht man durch Essen und Trinken nicht den Grundumsatz des Körpers, also den Quotienten, der bestimmt, wie viel Energie ein Mensch zum täglichen Überleben braucht. Das erreichen Sie nur durch mehr Bewegung. Aber Sie können Ihren**

Körper und Ihre Organe unterstützen, Giftstoffe auszuschwemmen, zu entschlacken, und schädliche Dinge durch unschädliche ersetzen. Wer statt Cola Tee trinkt, spart dabei nicht nur Kalorien, sondern auch Geld.

>> **Wirksame Kräuter und Tees** <<

Birkenblätter unterstützen die Nierenfunktion. Tee oder fertiger Extrakt aus Birkenblättern wird gerne im Frühjahr als Ergänzung zu Entschlackungskuren getrunken. Die meisten Schlankheitstees enthalten ebenfalls getrocknete Birkenblätter. Die frischen jungen Blätter der Birke könnte man sogar als Kräuter dem Salat zugeben (Rüdiger Nehberg lässt grüßen).

Schokohai Die Blätter der Birke wirken wie eine Reinigung von innen, helfen bei Harnwegsentzündungen und sogar bei Nierengrieß. Sie entwässern und schwemmen Bakterien aus dem Körper, aber leider keine Wasseransammlungen (Ödeme) aus dem Gewebe. Sie helfen bei Gicht und Rheuma und dienen der Blutreinigung. Das alles funktioniert allerdings nur, wenn man ausreichend Flüssigkeit zu sich nimmt, ausgenommen Alkohol oder koffeinhaltige Getränke.

Brennnesseltee ist ein wahres Multitalent. Am besten macht man mit diesem Tee eine Kur von vier bis acht Wochen. Dann sollte man jedoch eine längere Pause einlegen, denn wie viele Kräuter verliert auch Brennnessel bei regelmäßiger Einnahme an Wirkkraft. Genau wie beim restlichen Ernährungsplan sollte man sich auch hier an das Rotationsprinzip halten.

Schokohai Brennnesseltee wirkt blutreinigend und entgiftend (Kaliumsalze), entzündungshemmend (Caffeoylchinasäure), fördert den Stoffwechsel und unterstützt die Blutbildung (Eisen und

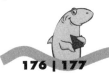

Folsäure). Außerdem stärkt er das Immunsystem. Die Kieselsäure kräftigt das Bindegewebe, Haare und Nägel.

》 Frühlingstee 《

Jeweils 1 TL getrocknete Brennnessel und Birkenblätter mit einem Liter kochendem Wasser übergießen und zehn Minuten ziehen lassen. Durch ein Sieb geben. Wer mag, kann noch 1 TL Mate-Tee dazugeben, das wirkt dem Hungergefühl entgegen.

Schokohai Mate-Tee enthält wie Kakao auch Theobromin, außerdem noch Vanillin und Koffein. In Südamerika wird er wegen seiner leistungssteigernden und hungerstillenden Wirkung geliebt, hier ist er mittlerweile seit den neunziger Jahren ein wenig in die Öko-Ecke abgerutscht. Und das, obwohl er sogar als Arzneimittel zugelassen ist. Möchte man die medizinischen Vorteile ausschöpfen, gießt man das Wasser kurz vor dem Siedepunkt auf und trinkt den Tee am besten eine Stunde vor den Mahlzeiten.

Hagebuttentee ist wegen seines Vitamin-C-Gehalts nicht nur prima bei Erkältungen und stärkt die Abwehr. Die Hagebutte kann noch vieles mehr. Besonders wirkungsvoll ist sie als Kaltauszug, da dann alle Vitamine erhalten bleiben. Dazu die Hagebuttenschalen über Nacht (etwa acht bis zwölf Stunden) in kaltem Wasser abgedeckt einweichen. Dann die Schalen entfernen und bei Bedarf die Flüssigkeit erwärmen.

Schokohai Hagebutte unterstützt die Produktion von Vitamin A, beinhaltet Vitamin B sowie Flavonoide. Zu viel davon sollten Sie jedoch nicht konsumieren, denn dann wirkt die Hagebutte abführend. Sie hat eine belebende Wirkung und wirkt appetitzügelnd. Das liegt vermutlich an dem hohen Gehalt von Pektinsäure und dem

Pektin. Pektin ist eine Art Ballaststoff und füllt den Magen. Vielleicht haben Sie schon mal den Begriff Apfelpektin als Verdickungsmittel in Marmeladen oder anderen geleeartigen Lebensmitteln gelesen. Härtere Früchte haben einen höheren Gehalt an Pektin.

Malvenblüten kennen Feinschmecker in Sirup eingelegt und mit Schaumwein aufgegossen. Der einzigartige süßsäuerliche Geschmack ist herrlich erfrischend. Die schöne Blume kann aber auch Entzündungen im Mund- und Rachenraum mildern, Schleim lösen, Fieber senken und hilft bei einer Überreizung des Kehlkopfes und der Stimmbänder. Außerdem hat die Malve eine appetitzügelnde Wirkung. Falls Sie den Tee nicht gleich finden sollten, suchen Sie auch nach den anderen, weniger wohlklingenden Namen wie Käsepappel oder Schafkas. Im Gegensatz zu den meisten Kräutertees sollte die Malve nicht mit kochendem Wasser übergossen werden. Die volle Wirkung entfaltet sie, wenn man sie wie die Hagebutte über Nacht abgedeckt in kaltem Wasser ziehen lässt und bei Bedarf die Flüssigkeit ohne die Blüte vorsichtig erwärmt.

⟩⟩ Schlemmertee ⟨⟨

Stellen Sie über Nacht einen Kaltauszug aus 2 TL Malvenblüten und 2 TL Hagebutten aus einem Liter Wasser her. Der Tee kann am nächsten Tag kalt oder erwärmt getrunken werden. Bei Bedarf süßen Sie mit Apfeldicksaft und einer Prise Zimt und Chili.

Schokohai Chili enthält reichlich Flavonoide und sogar dreimal soviel Vitamin C wie Zitrusfrüchte. Außerdem Beta-Carotin, Pro-Vitamin A und B sowie die Mineralstoffe Kalium, Calcium, Magnesium, Phosphor und Zink. Es kann die Stoffwechselrate um 25 Prozent erhöhen. Besonders fette Speisen werden durch die Anregung der

Verdauungssäfte verträglicher gemacht. Chili ist aufgrund des Capsaicin so scharf. Die Schärfe sitzt sowohl in den Kernen als auch in den kleinen weißen Teilen der Schote. Interessanterweise können nur Säugetiere diese Schärfe schmecken, während Vögel davon scheinbar völlig unbeeindruckt bleiben. So ist von Mutter Natur für die großflächige Verteilung der Samen gesorgt. Der durch Capsaicin verursachte Hustenreiz lässt sich übrigens prima durch ein Stück Schokolade lindern. Dafür sorgt das im Kakao enthaltene Theobromin. Capsaicin wirkt zudem antibakteriell und fungizid, also pilzhemmend. Ob das für alle Pilzsorten gilt, hat man bisher jedoch nicht erforscht. Chili sollte man stets wohl dosieren, dann kann er aber Wunder wirken. In der Medizin wird der Wirkstoff für Rheumasalben, als Schmerzmittel und als Herz- und Kreislaufmittel verwendet. Ein Anti-Krebsmittel ist auch in Arbeit.

Ein guter Kontrast zu scharfem Essen ist übrigens saure Sahne, Crème fraîche oder Joghurt, welches man zusätzlich noch mit Kräutern wie Pfefferminze versehen kann. Das wirkt durch den kühlenden Effekt gegen die »heiße« Schärfe.

》 Chrysanthemumblüten 《

Die Asiaten lieben es, eine Tasse Tee zu trinken. Nicht nur weil er schmeckt. Sie wollen damit auch die Verträglichkeit der Speisen erhöhen. Ein wahres Wundermittel gegen Fett sind Chrysanthemumblüten, die man in gutsortierten Asia-Shops günstig erhält. Ich mag sie, weil sie so lecker nach Honig schmecken. Die Asiaten mischen gerne ein paar Knospen des Geißblatttees (Kam-Ngan-Fa) unter die Chrysanthemumblüten. Es wirkt antibakteriell und beugt so Erkältungen vor.

Schokohai Die Chrysanthemumblüten unterstützen die Leber- und Gallenfunktion und helfen somit, fette Speisen besser zu verdauen. Außerdem gibt es Studien, die eine Senkung des Cholesterinspiegels durch den regelmäßigen Genuss von Chrysanthemumblüten-Tee nachweisen konnten. Die Probanden waren allerdings keine Menschen, sondern Mäuse. Außerdem soll der Tee wie Anti-Aging auf die Gehirnzellen wirken, den Hormonhaushalt positiv beeinflussen, die Haut reinigen und straffen und die Verdauung fördern.

Eine gute Alternative, um fettes cholesterinreiches Essen bekömmlicher zu machen, ist starker schwarzer Tee oder Grüntee.

>> Kardamom <<

Im arabischen Raum genießt man nach dem Essen gerne ein Tässchen Mokka mit Kardamom als Digestiv, um die Verdauung anzuregen. Wir kennen Kardamom eher als Inhaltsstoff des Lebkuchengewürzes. Die Inder mischen die Kapseln gerne in ihren Chai oder ins Lassi und verwenden das Öl oder die Samen in der ayurvedischen Medizin. Gehen Sie jedoch immer sparsam damit um. Genau wie bei Muskat schmeckt Kardamom bei Überdosierung schnell seifig und bitter.

Schokohai Kardamom ist ein Verwandter des Ingwers und hat dementsprechend ebenfalls viele der positiven Eigenschaften.

>> Fatburner-Tee <<

Jeweils 1 TL Chrysanthemumblüten, zerstoßenen Kardamomsamen und gehackten Ingwer mit einem Liter kochendem Wasser aufgießen. Nach zehn Minuten durch ein Sieb gießen.

Fügen Sie dem Tee eine Handvoll frischer Minze hinzu, wirkt er gegen Hunger.

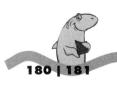

Liebestee

Damiana – Turnera aphrodisiaka – wird auch gerne als Liebestee bezeichnet. Jetzt werden Sie sich wahrscheinlich fragen: Was hat gesunde Ernährung mit Sex zu tun? Eine ganze Menge! Erstens verbrennt Sex viele Kalorien und ist sowieso gut fürs Wohlbefinden, die Durchblutung und das Bindegewebe. Zweitens werden Sie mit zunehmendem Wohlfühlgewicht, also abnehmender Körperfülle, wahrscheinlich mehr Lust auf Sinnlichkeit verspüren.

Schokohai Die Turnera-Pflanze fördert die Durchblutung, sorgt für mentale Entspannung und verjagt sexuelle Störungen. Das zumindest behaupten die mexikanischen Ureinwohner. Die Mayas haben das Kraut sogar geraucht oder als Räucherstäbchen verbrannt, um die sexuelle Leistungsfähigkeit zu steigern oder die Liebeslust zu erhöhen. Damiana wird noch heute Liebestränken in Form von Tee oder Likör zugefügt, denn es soll insbesondere die Durchblutung des Unterleibs verbessern. Wissenschaftlich ist das nicht nachgewiesen, aber wer es nicht ausprobiert, wird nie erfahren, ob wirklich was dran ist.

Lavendel reinigt – natürlich nicht wie Seife die Wäsche, obwohl viele Reinigungsmittel mit Lavendelduft versetzt werden –, nein, er soll den Geist klären und in ganz schlimmen Fällen sogar den Teufel verscheuchen. Ob darin ein Zusammenhang besteht, dass auch Katzen so wahnsinnig gerne an den zarten Blüten schnuppern? Ich weiß es nicht. Ich mag es, abends vor dem Schlafengehen ein Glas Lavendeltee zu trinken oder ein Bad mit ein paar Tropfen Lavendelöl zu nehmen, weil er neben der reinigenden Wirkung auch schön beruhigt und schöne Träume zaubert.

Schokohai Lavendel regt den Fettstoffwechsel an, wirkt entwässernd und appetithemmend. Toll ist auch ein Duftkissen mit Lavendelblüten, an dem man nach Bedarf schnuppern kann. Das beruhigt die gestressten Diätnerven.

Beruhigungstee (1 Glas abends)

ZUTATEN
1 TL Lavendelblüten
1 Stängel Zitronengras
1 TL Zitronensaft

ZUBEREITUNG Das Zitronengras mit dem Mörser oder einem schweren Gegenstand etwas zerquetschen, damit das Aroma besser herauskommt. Zusammen mit dem Lavendel mit heißem Wasser übergießen und 15 Minuten ziehen lassen. Ist der Tee abgekühlt, den Zitronensaft dazugeben. Das regt zusätzlich die abendliche Fettverbrennung an.

Gute-Laune-Tee

Kakaoschalentee wird wie der indische Chai-Tee zubereitet, indem man die Schalen ca. 20 bis 30 Minuten auskocht. Über die tolle Wirkung von Kakao haben wir ja bereits ausführlich gesprochen. Besonders lecker ist der Tee, wenn man ihn mit einem Schuss Milch versetzt.

Geben Sie in den Kakaosud 1 TL Rotkleeblüten und lassen das Ganze noch mal zehn Minuten ziehen.

Schokohai Rotklee enthält (natürliche) Phytoöstrogene gegen Wechseljahresbeschwerden wie Hitzewallungen oder Stimmungsschwankungen.

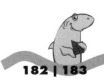

Einkaufsverhalten

Ich liebe Supermärkte. Diese Auswahl, dieses Angebot – einfach herrlich. Supermärkte rangieren bei mir auf der Beliebtheitsskala direkt hinter Schuhläden. Da ich in Berlin lebe, genieße ich natürlich auch die asiatischen, türkischen, polnischen oder russischen Märkte. Das ist jedes Mal wie ein kleiner Kurzurlaub. Einkaufen ist uns Frauen quasi schon in die Wiege gelegt. Oder besser gesagt in den Kinderwagen. Ist Ihnen schon mal aufgefallen, dass moderne Kinderwagen extra Vorrichtungen und jede Menge Platz für Lebensmittel bieten? Da spart man sich glatt den Euro Pfand für den Einkaufswagen.

Ein paar Dinge sollte selbst das weibliche Geschlecht beachten, wenn es mit seinen zarten Fesseln oder – besser gesagt – zart werden wollenden Fesseln die Schwelle eines Genusstempels übertritt. Denn Supermärkte sind ausgefuchster als jeder Psychologe und arbeiten mit allen Tricks. Sie kennen uns besser als unsere eigene Mutter und wissen genau, wie sie uns kriegen. Daher sollte man vorbereitet sein:

1 Gehen Sie niemals mit leerem Magen einkaufen. Der Wille ist da, aber das Fleisch ist schwach. Und wenn bereits die Hand vor lauter Unterzuckerung anfängt zu zittern, haben Sie erst recht nicht mehr unter Kontrolle, wonach sie greift!

2 Bevor Sie sich die schönen neuen Schuhe ruinieren, weil Sie mal wieder nichts finden: Viele Tees und Kräuter können Sie im Internet bestellen. Das spart nicht nur Zeit, sondern oft auch Geld.

3 Machen Sie sich vor jedem Einkauf eine Liste der benötigten Lebensmittel und halten Sie sich daran. Wer sich spontan inspirieren lässt, wird womöglich zu »kreativ« und verliert das Ziel »Mission Traumfigur« aus den Augen. Ganz abgesehen davon, dass ich persönlich ohne Einkaufszettel die Hälfte vergessen würde. Das liegt bei mir allerdings nicht an der Unterzuckerung, sondern eindeutig an meiner Schusseligkeit.

4 Einkaufen kann auch für Stress sorgen. Daher notieren Sie sich in Ruhe zu Hause alle Lebensmittel, die Sie für eine gesunde Ernährung brauchen. Dann geht der Einkauf nicht nur schneller, sie kaufen auch bewusster ein.

5 Bleiben Sie Gourmet. Achten Sie beim Einkauf auf Qualität und das Besondere. Sie werden das Essen wesentlich bewusster und intensiver genießen. Verhungern tut man dabei trotzdem nicht.

6 An der Wurst- oder Käsetheke wählen Sie die »ehrlichen« Sorten, die möglichst naturbelassen sind. Schinken oder Brustfleisch enthalten weniger Fett und einen höheren Anteil an Eiweiß und gesunden Inhaltsstoffen. Salami enthält oft Zucker, zu viel Salz und Fett.

7 Obst und Gemüse sollten Sie besser einmal die Woche frisch kaufen und von einer Vorratshaltung absehen. Informieren Sie sich über die richtige Lagerung. Gurken und Tomaten bleiben intensiver im Geschmack, wenn man sie außerhalb des Kühlschranks lagert, Bananen verderben sogar schneller bei zu niedrigen Temperaturen.

8 Bestimmen Sie Ihren Einkaufstyp:
- Sie haben wenig Zeit und sind nur abends zu Hause.
- Sie sind wild entschlossen, ihr Leben zu verändern.
- Sie lassen sich gerne von Werbung und Marketing beeinflussen.

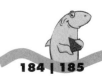

→ Dann sollten Sie besser nur einmal in der Woche in den Supermarkt gehen. Sie haben zwar dann die ganzen Lebensmittel zu Hause, aber wenn Sie sie im Kühlschrank und in der Vorratskammer verstauen, geraten Sie nicht so schnell in Versuchung.

- Sie sind den ganzen Tag über zu Hause.
- Manchmal gehen Sie aus Langeweile an den Kühlschrank.
- Sie haben meist auf etwas Bestimmtes Appetit, lassen sich aber gerne im Supermarkt inspirieren.

→ Sie können mehrmals pro Woche einkaufen gehen, allerdings niemals ohne Einkaufszettel. Gehen Sie in der ersten Umstellungsphase gezielt nur in die Gänge, wo Sie die benötigten Lebensmittel finden.

Sport ist Mord –
Bewegung dagegen super!

Fettzellen sind wie Promiluder. Sobald man ihnen ein Forum gibt, wird man sie nicht mehr los. Sie machen sich breit, erzählen es ihren Freundinnen, und ehe man sich's versieht, hat man plötzlich einen dicken Hintern. Komisch ist nur, dass die gerade erwähnten Damen meist überhaupt nicht unter Fettzellenüberschuss leiden. Das liegt womöglich daran, dass Luderienchen und Co. einfach jeder noch so banalen Gelegenheit hinterherjagen, sich ins Rampenlicht zu drängen und daher einfach immer in Bewegung sind. Auch ohne Gehirnamputation und dazugekaufte Brüsten kann ich eindeutig bestätigen: Tägliche Bewegung aktiviert den Stoffwechsel und strafft das Gewebe.

Zugegeben, ich war schon in meiner Kindheit sehr lebhaft. So lebhaft, dass ich gerne mal vor lauter überschäumender Freude hochhüpfte. Leider freute ich mich einmal auf dem Schoß meiner Mutter, die seitdem einen falschen Schneidezahn besitzt. Mir selbst fehlt seit meinem achten Lebensjahr auch ein Stück Vorderzahn. Dafür weiß ich seit damals, wie lange man sich mit purer Muskelkraft auf einem Mauervorsprung aufstützen kann, ohne abzustürzen, und dass man mit den Zähnen nicht bremsen sollte, wenn man dann doch fällt. Ich bin trotzdem froh, dass die Diagnose ADS damals noch nicht so weit verbreitet war. Damals nannte man das eben »Hummeln im Hintern«, und ich wurde stattdessen zum Sport

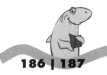

geschickt. Seitdem – mit Ausnahme einiger Pausen – habe ich mich immer viel bewegt.

So weit, so gut. Wenn da nicht die eben erwähnten Ausnahmen wären! Schließlich bietet das Leben Millionen von Ausreden. »Morgen fange ich an« gehört auf jeden Fall zu meinen populärsten. Irgendwann ist aber tatsächlich »morgen«. Schließlich lautet das offizielle Gesetz aller Schweinehunde und Schokoladenhaie: Je größer der Hintern, desto größer auch seine Anziehungskraft auf die gemütliche Couch. (Da soll noch mal einer sagen, ich verstünde nichts von Weltraumforschung. Manchmal möchte auch ich meine Sportgeräte gerne zum Mond schießen.) Das lag in der Vergangenheit allerdings meist daran, dass ich als übersprudelnde Widder-Geborene gerne mal mit dem Kopf durch die Wand wollte. Früher hieß das dann drei Stunden Rennen, Krafttraining, Schweiß und Tränen, bis mein Körper völlig am Ende und in den nächsten Wochen vor lauter Katerstimmung zu keinem einzigen schmerzfreien Schritt zu bewegen war. Ich bin leicht zu begeistern. Für so gut wie alles. Damit meine Neugierde dauerhaft anhält, muss schon etwas Besonderes passieren. Auch beim Sport gab es bei mir also eine Art »Klick«, als ich kapierte, dass eine überschaubare tägliche Dosis besser ist als einmal die Woche ganz viel. Ich habe mir mit Hilfe meiner Trainerin einen Plan erstellt, den ich immer und überall und vor allem mit wenig Zeitaufwand realisieren kann. Damit habe ich mir selbst quasi den Wind aus jeglichen Segeln der Ausredenflotte genommen. Denn für 15 bis 20 Minuten hat man immer Zeit. Insbesondere, wenn es für den eigenen guten Zweck ist.

Vergessen Sie nicht: Je mehr Muskulatur der Körper aufbaut, desto höher steigt der Grundumsatz, also die Energie, die wir für unser tägliches Überleben benötigen. Dazu kommt, dass Muskeln immer arbeiten, auch wenn wir das gar nicht bewusst wahrnehmen. Wie ein Großunternehmer werden wir irgendwann den Überblick verlieren, wie viele »Mitarbeiter« wir eigentlich haben – und alles läuft von alleine, nur mit dem Unterschied, dass wir die verbrauchten Kalorien nicht versteuern müssen. Aber die Verantwortung, dass alles gesund und munter abläuft, tragen natürlich wir Unternehmer.

Schokohai Mittlerweile weiß man, dass ein starker Muskelkater nicht gesund ist, sondern ein Zeichen für kleine Muskelfaserrisse sein kann. Diese stellen das Immunsystem vor neue Herausforderungen. Seien Sie also vorsichtig, und beginnen Sie langsam mit dem Training, auch wenn die Motivation anfangs groß genug ist, um Bäume auszureißen. Achten Sie auf ein gutes Aufwärmtraining, machen Sie stets langsame, bewusste Bewegungen. Eine Sauna oder ein warmes Bad mit Kaiser Natron oder Meersalz nach dem Training kann Muskelkater genauso lindern wie eine Massage mit Wacholderöl.

Auch beim Sport gilt es, wie so oft im gesunden Leben, den Mittelweg zu finden. Es ist toll, wenn man spürt, dass man was getan hat. Wenn man aber am nächsten oder gar übernächsten Tag glaubt, man könne sich nicht mehr bewegen, hat man was falsch gemacht. Die Motivation sinkt, und schon sitzt man wieder wie ein nasser Sack auf dem Sessel, bis man vollständig mit ihm verwächst.

Meinen Fettreserven geht es am besten mit Herz-Kreislauf-Training an den Kragen. In vielen Fitnessstudios stehen sogenannte Cardio-Geräte, die man auf das persönliche Leistungsvermögen einstellen kann. Trimmrad, Laufband, Stepper oder Ellipsentrainer dienen zusätzlich als gutes Warm-up für das Krafttraining. Ich persönlich schwöre auf Pilates, weil ich damit gezielt meinen Problemzonen zu Leibe rücken kann. Finden Sie für sich selbst heraus, woran Sie am meisten Spaß haben, denn nur so bleiben Sie auch wirklich dran.

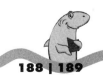

Egal, wie viel Sie durch die Ernährungsumstellung anfangs abnehmen, mit ein paar Übungen täglich können Sie dazu beitragen, das Ganze noch besser zu steuern und einer Stagnation vorzubeugen. Gerade bei einer großen Gewichtsabnahme ist Sport besonders wichtig. Wenn das Fett schmilzt, fehlt der Haut quasi die Füllung, und Ihre Oberarme sehen plötzlich aus wie ein Kissen, dem man die Daunen geklaut hat: schlaff und faltig. Winkfleisch eben. Der Po hängt auf halb acht, und über die Schenkel möchte ich gar nicht erst reden. Nur so viel: Wenn die Verpackung langsamer ist als die Bewegung, dann sollte man was tun. Durch Muskelaufbau und Bewegung bleibt alles wesentlich knackiger.

Auch auf Reisen kann man mit wenig Aufwand trainieren. Wichtig ist dabei die Regelmäßigkeit. Jeden Tag etwa 20 Minuten bringen Gesundheit, ein besseres Körpergefühl und schnelle Ergebnisse. Integrieren Sie die Übungen in Ihren Alltag. Sind Sie viel unterwegs, stellen Sie sich Ihr Programm so zusammen, dass Sie alles auch ohne Hilfsmittel durchführen können. Ausreden gibt es dann nicht mehr. Trainingspausen? Nun ja: einmal ist kein Mal – aber zweimal ist einmal zu viel!

Hier finden Sie meine persönlichen Lieblingsübungen. Viel Spaß dabei!

Übungen für jedermann und -frau

Diese Übungen stammen aus dem Taoismus. Ich habe sie vor etwa zwei Jahren für mich entdeckt und bin seitdem völlig begeistert: minimaler Aufwand bei maximalem Effekt. Insbesondere die ersten beiden Übungen sind wirklich für jeden geeignet, egal, ob über-, unter- oder vielleicht ein wenig zu »rund«-gewichtig. Ich habe durch sie mein Körperbewusstsein verbessert und gelernt zu entspannen. Wellness für Körper und Seele, was will man mehr, insbesondere während einer stressigen Phase der Ernährungsumstellung?

Da ich, wie bereits erwähnt, morgens eher zu den Scheintoten gehöre, wären mein Gehirn und mein Körper damit überfordert, die Schnürsenkel von Turnschuhen zuzubinden, geschweige denn den Eingang in die Trainingshose zu finden. Meine Lieblingsübungen aus dem Taoismus machen nicht nur gute Laune, man kann viele davon bereits ausführen, wenn die Augen noch halb geschlossen sind.

Schokohai Der Taoismus ist nicht nur eine der sieben Weltreligionen, sondern steht auch für eine spezielle sanfte und friedliche Lebensphilosophie, die Bewegung, Ernährung und einen optimalen Umgang mit seinem Umfeld fördern soll. Das Wort »Tao« steht für »Weg«, aber auch »Prinzip«. Besonders verbreitet ist dieses Prinzip im asiatischen Raum, wo die Menschen besonders alt werden. Trotz erhöhter Umweltverschmutzung in den Großstädten und geringen finanziellen Mitteln haben viele eine stabile Gesundheit.

Übung 1, der Kranich, kräftigt den Verdauungsapparat und lädt sozusagen die körpereigenen Batterien wieder auf. Am besten führen Sie die Übung im Liegen aus. Reiben Sie Ihre Handflächen aneinander, bis sie angenehm warm werden. Legen Sie sie dann auf Ihren nackten Bauch, links und rechts neben den Bauchnabel, und atmen Sie so gegen die Hände, dass diese von der Bauchdecke leicht nach oben gedrückt werden. Wie beim Yoga stellen Sie sich vor, dass Sie beim Einatmen frische neue Energie aufnehmen und beim Ausatmen die schlechte alte Energie loswerden. Der Brustkorb soll durch die eingeatmete Luft ebenfalls gedehnt werden. Mit dem Ausatmen senken Sie mit den Handflächen die Bauchdecke wieder. Visualisieren Sie dabei das Gewebe und die Organe im inneren Ihres Bauches. Die Organe sollen durch die Übung leicht

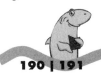

gedehnt und bewegt werden, was sich ausgleichend auf den kompletten Stoffwechsel auswirkt. Außerdem beruhigt sie den Körper, wirkt aber nicht einschläfernd, so dass man die Übung sowohl morgens als auch abends machen kann.

Starten Sie mit drei und steigern Sie sich langsam auf zwölf Wiederholungen. Wichtig ist, dass Sie sich immer wohl dabei fühlen.

 Schokohai Früher hatten die Menschen weniger Probleme mit ihrer Verdauung, da sie wesentlich mehr körperliche Arbeit verrichten mussten. Durch das ständige Beugen und Dehnen der Rumpfpartie wurden die darin befindlichen Verdauungsorgane bewegt und aktiviert und konnten daher eine optimale Leistung bringen.

Übung 2, die Bauchmassage, mobilisiert Fettansammlungen und Depots und führt zu deren Abbau. Bei Azidose-Kuren, also Kuren, die den Säure-Basen-Gehalt des Organismus wieder ins Gleichgewicht bringen sollen, unterstützt eine derartige Bauchmassage die Entgiftung. Die Massage wird ebenfalls am besten im Liegen ausgeführt. Reiben Sie erneut die Handflächen aneinander, damit sie leicht erwärmt sind. Dann legen Sie, wenn Sie Rechtshänder sind, die rechte Hand, wenn Sie Linkshänder sind, die linke Hand auf den Bauchnabel und beginnen langsam mit leichtem Druck nach außen in kleinen kreisförmigen Bewegungen die Bauchdecke sanft zu massieren. Lassen Sie die Kreise immer größer werden. Wenn Sie kurz vor dem Schambein angekommen sind, ändern Sie die Kreisrichtung und wandern wieder bis zum Nabel hin. Genau wie bei den anderen Übungen konzentrieren Sie sich auf die Berührung von Hand und Bauch. Stellen Sie sich vor, wie durch die Berührung und die Wärme das Bindegewebe gestrafft wird und das überflüssige Fett schmilzt.

Früher mochte ich meinen Bauch nicht. Durch die täglichen »Streicheleinheiten« haben wir uns tatsächlich angenähert. Wie sagt meine Freundin Regina so schön? Auch Körperteile haben Gefühle!

Sie können den »Kranich« und die »Bauchmassage« bereits morgens vor dem Aufstehen im Bett und abends vor dem Schlafengehen ausführen, aber natürlich auch tagsüber, wenn Sie das Bedürfnis danach haben. Konzentrieren Sie sich dabei auf Ihr Ziel und atmen Sie gleichmäßig. Eingeatmet wird immer durch die Nase, ausgeatmet durch den Mund. Beginnen Sie mit drei und steigern Sie sich im Laufe der Zeit zu mehr Wiederholungen. Taoistische Übungen sind wie Yoga nicht zum Wettkampf geeignet. Jeder bestimmt selbst, was für ihn das beste Tempo und die ideale Anzahl an Wiederholungen ist.

Schokohai Natürlich wird man nicht alleine von der Vorstellung schlank, aber sie hilft, die Ziele nicht aus den Augen zu verlieren, und aktiviert Stoffwechselvorgänge. Abnehmen beginnt tatsächlich im Kopf. Massieren Sie Ihren Bauch sooft und solange Sie wollen. Wichtig ist nur, dass Sie sich dabei wohl fühlen und der Druck während der Massage nicht zu stark ist.

Übung 3, die Schildkröte, beeinflusst das gesamte Nervensystem positiv. Menschen, die unter Stress besonders gerne und viel essen, wirken dadurch wesentlich ausgeglichener. Diese Übung unterstützt Sie außerdem dabei, Ihr Hungergefühl in den Griff zu bekommen. Ich liebe die Übung. Früher war ich eher der verklemmte Typ und bin immer mit Knötchen und Schmerzen im Hals und Nackenbereich aufgewacht. Die Schildkröte hat nicht nur die Verspannungen gelöst, sondern trainiert währenddessen auch noch die Bauchmuskulatur. Das nenne ich wahres Multitasking.

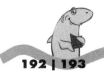

Setzen Sie sich aufrecht in den Schneidersitz, die Arme lassen Sie seitlich locker hängen bzw. legen sie ab. Beim langsamen Einatmen senken Sie den Kopf in Richtung Brustkorb, so dass eine Dehnung im Schulter- und Nackenbereich entsteht. Halten Sie kurz die Dehnung und atmen dann langsam aus. Beim Ausatmen ziehen Sie gleichzeitig die Schultern nach oben. Machen Sie das nicht nur morgens, sondern auch tagsüber oder abends. Steigern Sie sich allmählich bis zu zwölf Wiederholungen pro Einheit.

Übung 4, das Sonnengeflecht, stärkt die Abwehrkräfte. Manchmal bin ich ziemlich »verkopft« und wälze den ein oder anderen Gedanken so lange hin und her, bis ich gar nicht mehr weiß, was ich eigentlich wollte. Inzwischen versuche ich, mehr auf meinen Bauch zu hören, schließlich ist das eine *der* weiblichen Stärken.

Stellen Sie sich gerade hin, anfangs am besten vor einen Spiegel, um Ihre Bewegungen überwachen zu können. Reiben Sie wieder die Handflächen aneinander und legen Sie diese auf Ihren Magen. Beim Einatmen drücken Sie die Bauchdecke sanft nach außen gegen die Hände, beim Einatmen drücken Sie mit den Händen sanft gegen den Magen, während Sie mit dem Rumpf jeweils in die eine Richtung, mit den Hüften in die andere Richtung drehen. Je nach »Bauchgefühl« können Sie die Übung pro Einheit vier bis 36 Mal wiederholen.

Schokohai Im Taoismus glaubt man, dass man nicht nur im Schädel, sondern auch im Bauch ein Gehirn hat. Es befindet sich beim Solarplexus, also unterhalb des Herzens und hinter dem Magen. Von dort aus verlaufen alle wichtigen Nervenzellen zu den Organen. Ist dieser »Knotenpunkt« gestört, so kann das Krankheiten verursachen, aber auch vorhandene Defekte verschlimmern. Eine Kräftigung hingegen stärkt das ganze System.

Übung 5, zur Gewichtsreduktion: Hier ist es ganz wichtig, dass Sie, wie beim Yoga auch, nicht über Ihre Fähigkeiten hinaus trainieren. Fangen Sie langsam an, und steigern Sie sich erst im Laufe der Zeit. Der erste Übungsteil strafft nicht nur die Bauchmuskeln, er hilft auch, Fett besser abzubauen. Der zweite Übungsteil, der immer im Anschluss an Übungsteil 1 durchgeführt werden sollte, kräftigt die Oberschenkelmuskulatur und den Rücken und sorgt für eine verbesserte Durchblutung.

Teil 1 Stellen Sie sich so vor eine Wand, dass Kopf, oberer Rücken, Po und Fersen dabei die Wand berühren. Ziehen Sie beim Einatmen den Bauch so weit wie möglich ein und halten für einen kurzen Moment die Spannung. Achten Sie darauf, dass Sie sich dabei noch mehr aufrichten und die Schultern auseinanderziehen. Wie eine Opernsängerin, die zum Schlussakt ansetzt. Beim Ausatmen stoßen Sie die Luft mit einem Atemzug wieder aus und lassen den Bauch locker. Sind die Wiederholungen (sieben bis zwölf Mal) abgeschlossen, folgt:

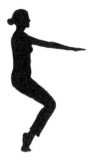

Teil 2 Dazu stellen Sie sich (ohne Wand) mit hocherhobenen Armen auf die Zehenspitzen. Gehen Sie dann langsam in die Knie (machen Sie also eine Kniebeuge, nur eben auf Zehenspitzen) und halten dabei den Rücken gerade. Senken Sie dabei langsam die Arme vor den Körper auf Schulterhöhe. Halten Sie das Gleichgewicht. Das geht am besten, indem Sie Ihren Beckenboden anspannen. Ziel ist es, zehn bis 20 Sekunden in dieser Position zu verharren. (Das muss aber nicht von heute auf morgen passieren.) Üben Sie am Anfang am besten vor einem Spiegel, das hilft, die Balance zu halten, und dient der Kontrolle für eine gerade Körperhaltung.

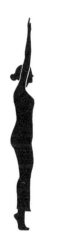

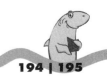

Qigong

Qigong gehört ebenfalls zum Taoismus und wird in China als Atem- und Bewegungstherapie eingesetzt. Wer schon mal in China war und früh aufgestanden ist, hat sicher eine Gruppe Chinesen im Park beobachten können, die wahnsinnig langsame Bewegungen ausgeführt haben. Qi steht für die Urenergie, und die muss laut dieser Lehre natürlich fließen. Tut sie das nicht, wird man krank. Die Übungen lassen die Energien wieder fließen und haben einen positiven Einfluss auf alle Stoffwechselvorgänge. Schon der chinesische Kaiser war ein großer Fan von Qigong. Das Tolle an den Übungen ist, dass wirklich jeder sie ausführen kann. Wichtig ist nur, dass man sich während der Einheit auf die Bewegung konzentriert und sie langsam, also in Zeitlupe, ausführt. Die Bewegungen müssen fließen, als würden sie von selbst passieren, ganz ohne Anstrengung und bei ruhigem Atem. Ich nenne es auch gerne mein asiatisches Botox, denn die Übungen halten jung und frisch.

Meine Lieblingsübung führt zu mehr Ausgeglichenheit und hilft gegen Müdigkeit. Allerdings ist sie auch mit Vorsicht zu genießen. Machen Sie sie nicht zu spät am Tag. Sie wirkt manchmal wie ein doppelter Espresso und kann Sie die ganze Nacht wachhalten. Ich spreche da aus eigener Erfahrung.

Stellen Sie sich aufrecht hin, so dass Ihre Fußknöchel sich fast berühren. Die Arme lassen Sie entspannt hängen. Heben Sie dann mit dem langsamen Einatmen die Arme seitlich im Halbkreis nach oben über den Kopf, bis sich die Handflächen treffen. Der Brustkorb wird durch das Atmen und die Armbewegung leicht gedehnt. Lassen Sie die Handflächen aufeinander liegen und senken Sie sie während des Ausatmens vor das Gesicht bis auf Nasenhöhe. Atmen Sie nun wieder ein. Beim erneuten Ausatmen lösen Sie die Handflächen und senken die Arme wieder ab, bis sie in der Ausgangsposition locker herunterhängen. Das Ganze sollte acht Mal wiederholt werden.

Für die **Rückkehr des Frühlings**, einer Übung zur Entgiftung und für einen gesunden Teint, stellen Sie, die Beine etwa hüftbreit auf. Die Arme hängen locker herunter. Atmen Sie tief ein. Beim Ausatmen beginnen Sie, in den Knien locker auf und ab zu wippen, so dass Ihr Körper ins sanfte Schwingen gerät. Versuchen Sie dabei, alle anderen Muskeln zu entspannen und die Arme baumeln zu lassen. Die Füße bleiben während der Übung an Ort und Stelle, der Oberkörper bleibt gerade. Wiederholen Sie das lockere Wippen acht Mal.

Pilates

Aufgrund meines Ballettstudiums (an der Heinz-Bosl-Stiftung und der Hochschule für Musik in München) hatte ich lange Zeit unter muskulären Dysbalancen zu leiden. Das heißt, ich habe es nicht geschafft, länger auf einem Bein zu stehen, weil meine Hüften schief standen, die Knie kaputt waren usw. Dank Pilates habe ich alles wieder prima hinbekommen und 2006 sogar die Sendung »Dancing on Ice« gewonnen. Das wäre ohne Pilates nicht möglich gewesen. Mein wöchentlicher Luxus ist eine Personal Trainerin, die mich gegen Bezahlung quält, die Übungen richtig auszuführen. Natürlich denkt sie sich immer wieder neue Gemeinheiten aus, die sie mir mit einem unwiderstehlichen Lächeln verkauft, und überzeugt mich davon, dass ich nach der Ausführung ein besserer und glücklicherer Mensch werde. Was soll ich sagen – es klappt immer wieder.

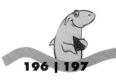

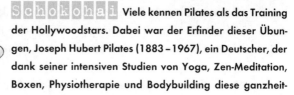 **Schokohai** Viele kennen Pilates als das Training der Hollywoodstars. Dabei war der Erfinder dieser Übungen, Joseph Hubert Pilates (1883–1967), ein Deutscher, der dank seiner intensiven Studien von Yoga, Zen-Meditation, Boxen, Physiotherapie und Bodybuilding diese ganzheitliche Trainingsmethode entwickelt hat. Kern der Methode ist das sogenannte »Powerhouse«, das gezielte Training des Beckenbodens, und der Aufbau der »kleinen« Muskulatur. So bleibt der Körper elastischer und kann flexibler auf den Alltag reagieren. Anders als Bodybuilder, die zwar durch pralle Muskeln beeindrucken, die aber in ihren Bewegungsabläufen oft steif wirken und anfälliger für Verletzungen sind. Pilates wurde extra daraufhin entwickelt, die Übungen auf kleinstem Raum auszuführen. Sie können Sie also getrost vor dem Fernseher ausüben. Aber natürlich auch, wenn Sie gerade 30 Minuten Cardio-Training hinter sich haben.

Den **Beckenboden** trainiert man zu Beginn am einfachsten auf der Toilette. Klingt jetzt vielleicht etwas komisch, aber wenn Sie kein Gefühl zur Ansteuerung dieser äußerst wichtigen Stelle Ihres Körpers haben, üben Sie am besten beim Wasserlassen. Durch das Anspannen der Beckenbodenmuskulatur unterbrechen Sie nämlich den Harnfluss. Haben Sie den Trick einmal raus, können Sie immer und überall trainieren. Beim Treppensteigen, am Schreibtisch, in der U-Bahn … Ein trainierter Beckenboden ist nicht nur gut für die Wirbelsäule, die Körperhaltung, sondern erleichtert auch die Bauch- und Rückenübungen. Sie werden auch merken, dass Ihnen und Ihrem Partner die neugewonnene Muskelkraft auch auf einem anderen Gebiet viel Spaß bereiten wird. Probieren Sie es aus – dann werden Sie verstehen, was ich meine. Ach ja, und bevor sich die Männer wieder schön faul vom Acker machen: kommt gar nicht in Frage. Auch bei den Kerlen sorgt der Beckenboden in jeglicher Hinsicht für ein verbessertes Stehvermögen.

Machen Sie beim Sport lieber zehn »richtige« als 50 »falsche« Einheiten. Der Trainingseffekt wird es Ihnen beweisen. Führen Sie alle Übungen sauber aus. Das bedeutet, lieber langsamer als schneller, denn ein geringeres Tempo fordert dem Körper mehr Kraft ab, da Sie stets die Spannung halten müssen. Pilates formt den Körper und fördert das Wachstum der kleinen Muskulatur, die sich irgendwann wie ein flexibles Stützkorsett in Ihren Körper einfügt.

Vergessen Sie während der Übungen das Atmen nicht. Die richtige Atmung unterstützt und erleichtert das Training. Viele neigen bei Anstrengungen dazu, die Luft anzuhalten. Woher ich das weiß? Weil es mir manchmal immer noch so geht. Also, nicht aufgeben.

Für jedermann und -frau durchzuführen ist eine **Übung, die ihren Ursprung eigentlich im Yoga hat**. Dazu legen Sie sich auf den Boden und strecken die Beine kerzengerade in die Höhe. Stabilisieren Sie Ihren Beckenboden und »saugen« bzw. ziehen den Bauchnabel in Richtung Wirbelsäule. Nun führen Sie abwechselnd das linke gestreckte Bein in Richtung Boden und wieder zurück. Dann ist das rechte Bein an der Reihe. Diese Übung trainiert nicht nur die Bauchmuskulatur, sondern dehnt auch gleichzeitig die Beine. Der doppelte Effekt, Anspannung und Dehnung, ist typisch für Pilates.

Legen Sie Ihre Hände neben dem Po ab, ist die Übung einfacher; platzieren Sie sie unter dem Kopf, ist sie besonders schwer.

Sit-ups sind eigentlich längst überholt. Hier mein Vorschlag für eine einfache, aber sehr effektive Möglichkeit, den **Bauch zu trainieren**:

Legen Sie sich auf den Rücken und stellen die Beine im 90-Grad-Winkel auf. Je weiter die Füße vom Po entfernt sind,

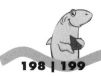

desto schwieriger wird die Übung. Der Rücken liegt auf dem Boden auf. Spannen Sie den Beckenboden an und ziehen Sie den Bauchnabel in Richtung Wirbelsäule. Dann richten Sie Ihren Oberkörper Wirbel für Wirbel langsam auf. Achten Sie darauf, dass Ihr Nacken bei der Anstrengung nicht verkrampft, und versuchen Sie, den Kopf weder hängen zu lassen noch auf den Brustkorb zu drücken. Wenn Sie den Blick an der Decke entlang zur Wand wandern lassen, hilft das, die richtige Haltung zu finden.

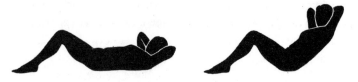

Fortgeschrittene können bei dieser Übung die angewinkelten Beine anheben und dann erst den Oberkörper langsam aufrollen.

Noch intensiver wird das **Bauchtraining**, wenn Sie die angewinkelten Beine anheben und abwechselnd mit der rechten und dann mit der linken Zehenspitze auf den Boden tippen. Auch hier soll natürlich der Beckenboden während der gesamten Übung angespannt bleiben. Je weiter Sie die Zehenspitze vom Po entfernt aufsetzen, desto intensiver wird die Übung.

Um die **seitliche Bauchmuskulatur** zu kräftigen, legen Sie sich mit dem Rücken auf den Boden und stellen die Beine im rechten Winkel auf. Ziehen Sie den Bauchnabel nach innen und spannen Sie die Beckenbodenmuskulatur an. Nun heben Sie vorsichtig den Oberkörper und drehen ihn leicht seitlich. Achten Sie darauf, dass Ihr Hals entspannt bleibt, indem Sie während der Aufwärtsbewegung den Blick entlang der Decke wandern lassen. Die Arme unterstützen die Seitwärtsbewe-

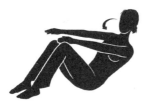

gung, indem der äußere Arm am Knie vorbeizielt, der »innere« Arm zwischen die Knie. Natürlich muss die Übung beidseitig ausgeführt werden.

Das **Kräftigen der Rückenmuskulatur** hat nicht nur einen hohen ästhetischen Wert. Ein gesunder Rücken ist Gold wert. Das weiß man meist erst zu schätzen, wenn es zu spät ist. Viele meiner Freunde haben mit Anfang 30 einen Bandscheibenvorfall bekommen. Das ist etwas, worunter man im schlimmsten Fall ein Leben lang zu leiden hat. Vorbeugen steigert die spätere Lebensqualität.

Legen Sie sich mit dem Gesicht zum Boden auf eine Turnmatte. Die Arme winkeln Sie 90 Grad zum Körper an, so dass die Oberarme mit den Schultern eine Linie bilden und die Unterarme parallel zum Kopf liegen. Besonders wichtig ist hier die Anspannung der Beckenbodenmuskulatur und das »Einsaugen« des Bauchnabels, da es das Kreuz stabilisiert, wenn Sie nun den Oberkörper leicht anheben. Beginnen Sie nun langsam mit den angewinkelten Armen zu kreisen. Führen Sie die Übung langsam aus, und stoppen Sie, wenn Sie meinen, den Oberkörper nicht mehr über den Bauch stabilisieren zu können.

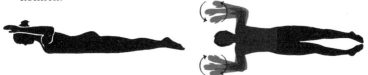

Mit einer anderen Variante trainieren Sie die **seitliche Rückenmuskulatur**. Die Ausgangsposition ist wieder die Bauchlage, die Arme sind angewinkelt. Sie richten den Oberkörper etwas auf und beugen ihn abwechselnd nach links und nach rechts. Unser Po wird Zeit seines Lebens hauptsächlich platt gedrückt. Auf der Couch, in der U-Bahn, am Schreibtisch. Damit er knackig und nicht schwabbelig wird, gibt es diese **Übung aus der »PNF«**. Sie trainiert nicht nur den Gluteus maximus, den großen Po-Muskel, sondern dient sowohl der Rehabilitation als auch der **Prävention von Störungen im Bewegungsapparat**.

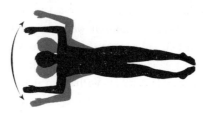

Legen Sie sich seitlich auf den Boden. Mit dem oberen Bein machen Sie nun folgende Bewegungen: Zuerst drehen Sie das Knie auswärts (wie ein Frosch) und tippen mit der Ferse auf den Boden. Dann drehen Sie das Bein in die andere Richtung, also einwärts (wie X-Beine) und tippen mit der Spitze auf den Boden. In dieser Beinstellung heben Sie nun das Bein in die Höhe. Die Übung sollte mehrmals wiederholt werden, bis die Seite gewechselt wird.

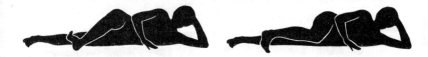

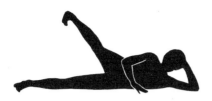

Wandsitzen für schöne Beine und Knie. Ich mag meine Beine nicht. Allerdings liegt es eher an der Länge. Insbesondere meine Unterschenkel sind zu kurz. Dagegen gibt es leider noch kein sinnvolles Training. Da kann man nur mit High Heels tricksen. Wenn Sie eine andere Möglichkeit kennen, bin ich für Anregungen dankbar. Aber: In der Kürze liegt die Würze. Jennifer Lopez stört sich ja auch offiziell nicht an ihren Krautstampfern. (Sie sind ja auch wohlgeformt und daher sexy.)

Zur Kräftigung der Kniemuskulatur müssen Sie sich einfach nur setzen. Allerdings ohne Stuhl. Die einzige Stütze, die Sie haben, ist eine Wand. Üben Sie das Ganze am besten mit dem Blick in den Spiegel, damit Sie den richtigen, also den rechten Winkel Ihrer Beine überprüfen können. Stabilisieren Sie Ihren Körper über den Beckenboden und übertreiben Sie es nicht. Am Anfang reichen zehn Sekunden, die Sie gerne mit der Zeit steigern können. Spannen Sie während der Übung noch den Po an, wird der Gluteus maximus zusätzlich trainiert.

Stretching nicht vergessen! Das Dehnen *nach* der Anspannung wird oft unterschätzt, ist aber sehr wichtig. Sie können durch die Gegenbewegung nicht nur unschönen Muskelkater vermeiden, Sie intensivieren damit sogar die Sauerstoffversorgung der Muskeln und somit deren Aufbau. Aber auch hier ist es wichtig, das Ganze nicht zu übertreiben, sonst bewirken Sie das Gegenteil.

Ein idealer und besonders effektiver Trainingsablauf startet mit dem Warm-up durch leichtes Cardio-Training. Dann folgt

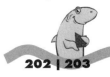

der Muskelaufbau und zuletzt das Dehnen. Nur so können Sie auch Verletzungen vorbeugen.

Während des Trainings darf natürlich auch getrunken werden. Verzichten Sie auf Energiedrinks, die enthalten meist zu viel Zucker oder Süßstoffe. Ideal ist und bleibt Wasser ohne Kohlensäure. Wenn es gar nicht anders geht, mischen Sie ein paar Spritzer Saft ins Wasser. Eine Saftschorle ist aber eigentlich schon zu viel des Guten.

Hula-Hoop-Reifen

Meine größte Entdeckung ist der Hula-Hoop-Reifen. Kinderkram sagen die einen, ein super Bauchspeck-weg-Gerät mit erhöhtem Spaßfaktor, sage ich. In New York entwickelt sich das Reifenschwingen übrigens gerade zum Trend. Wie die Chinesen ihr Qigong, betreiben die New Yorker das Hula-Hoop morgens in Gruppen im Park.

Am besten investieren Sie in einen Reifen mit Noppen am Innenrand. Der trainiert nicht nur die Bauchmuskulatur, sondern massiert zusätzlich noch das Fettgewebe und sorgt für eine gute Durchblutung. Bereits nach zwei Wochen täglichen Trainings von etwa zehn Minuten werden Sie eine Veränderung sehen. Adieu Lovehandels, hallo Wespentaille! Wenn Sie während des Kreisens den Bauchnabel nach innen ziehen, den Beckenboden und den Po anspannen, wird das Training noch effektiver.

Der Reifen hat übrigens noch einen weiteren Nebeneffekt: Sie können damit angeben. Im Hula-Hoop-Kreisen sind wir Frauen den Kerlen um ein Vielfaches überlegen. Also, sollte er Sie beim Training auslachen, lassen Sie ihn einfach mal ran an den Reifen. Sie werden sehen, er tut sich schwerer als Sie! Shake it!

Herz-Kreislauf-Training

Nordic Walking, Power Walking, Joggen, Stepper... es gibt unzählige Methoden, die Pfunde effektiv zu verbrennen bzw. das Fett schmelzen zu lassen. Viele Vorschläge sind natürlich nichts für den alltäglichen Gebrauch. Suchen Sie sich etwas, was Spaß macht und für den Anfang keine großen Anschaffungen erfordert. Ich bin ein großer Fan vom Power Walking, das kann man im Sommer im Park machen oder im Winter auf dem Laufband. Das sieht nicht ganz so albern aus wie Nordic Walking. (Das mit den Stöcken. Ich möchte hier keinem zu nahetreten, der das gerne macht, aber leider beobachtet man viel zu oft Leute, die die Stöcke komplett falsch halten und die wahrscheinlich spätestens nach zwei, drei Wochen ein Abo beim Physiotherapeuten brauchen.) Mit Hanteln, mit Sand gefüllten Plastikflaschen oder ganz professionell mit X-cos (mit Granulat gefüllte Röhren) trainieren Sie zusätzlich genauso gut oder sogar besser den Rücken und die Arme gleich mit. Durch das stramme, aber dennoch überschaubare Tempo lassen sich alle Bewegungsabläufe gut kontrollieren, und man verbraucht viele Kalorien. Beim Laufen sollten Sie immer auf die nötige Körperspannung achten. Halten Sie die Bauchspannung, und ziehen Sie die Schultern nach unten. Brust raus, Bauch rein – das gibt dem Ganzen nicht nur eine dynamischere Optik, es beschleunigt auch das positive Ergebnis.

Schokohai Für ein besseres Ergebnis ist es wichtig, regelmäßig in Schwung zu kommen. Zwei- bis dreimal die Woche eine halbe Stunde wären ideal. Aber auch 15 Minuten sind besser als nichts. Dass die Fettverbrennung erst nach 30 Minuten einsetzt, stimmt nämlich nicht ganz. Der Körper verbrennt bereits in der ersten Minute. Je länger das Training, desto höher und effektiver ist jedoch die Fettverbrennung. Das bedeutet, nach einer halben Stunde verbrennt

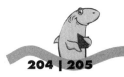

der Körper innerhalb von fünf Minuten mehr, als in den ersten fünf Minuten nach Trainingsbeginn.

Fahrradfahren ist ebenfalls einfach umsetzbar, wenn man bereits über einen Drahtesel verfügt. Außerdem ist es umweltfreundlich und kann prima in den Alltag integriert werden. Achten Sie darauf, beim Radeln keinen Buckel zu machen und stehen Sie zwischendurch auch mal vom Sattel auf, das intensiviert das Po- und Oberschenkelmuskeltraining. Vor lauter Fitness dürfen Sie natürlich nicht den Straßenverkehr um sich herum vergessen. Trimmräder gibt es für zu Hause und natürlich auch in Fitnessstudios. Dabei kann man sogar Lesen oder Fernsehen.

Im Winter bietet sich Schlittschuhlaufen an. »Dancing on Ice« lässt grüßen! Durch den zusätzlichen Anspruch an die Körperbalance werden unmerklich auch noch die Bauch- und Rückenmuskeln trainiert. Die Verletzungsgefahr ist aber natürlich erheblich höher, als wenn Sie im Fitnessstudio auf dem Trimmrad strampeln.

》 Wie trainiert man am effektivsten? 《

Vergessen Sie die ganzen Vorträge über Training bei niedrigem Puls, bei hohem, mittlerem und so weiter. Ein Puls, bei dem man sich noch mit der Freundin unterhalten könnte, ohne Seitenstechen zu bekommen, ist für die Fettverbrennung am effektivsten, weil man damit wesentlich länger trainieren kann. Wie vorhin schon erwähnt, potenziert sich der Kalorienverbrauch, je länger man in Bewegung bleibt.

Trotzdem ist es kein Fehler, sich einmal richtig auszupowern und zu schwitzen. Das fördert die Cardio-, also die Herz-Kreislauf-Tätigkeit, und Sie verbrauchen in kurzer Zeit viele Kalorien. Irgendwann geht einem dann halt die Puste aus. Ich persönlich mag es lieber, wenn ich beim Sport ins Schwitzen komme. Manchmal stelle ich mir auch jemanden vor, mit dem ich gerade Stress habe, und der oder die wird dann gnadenlos verfolgt ... auf dem Laufband.

Oder ich denke mir kleine Geschichten aus, erstelle mir Musiklisten für meinen iPod oder lerne Texte. Ansonsten wird mir schnell langweilig. Daher wechsle ich zwischen hohem und niedrigem Puls hin und her. An vielen Geräten in den Fitnessstudios kann man seinen Puls überwachen bzw. die Geräte entsprechend einstellen. Falls nicht, fragen Sie die Trainer.

Absoluter Spitzenreiter in Sachen Fettschmelze ist übrigens ganz banal das Joggen. Auf dem Laufband verbrennen Sie so viele Kalorien wie auf keinem anderen Gerät. Frischluftfanatiker laufen am besten durch den Wald oder den Park. Wenn bei mir ein Fotoshooting ansteht, gehe ich zweimal mehr die Woche aufs Laufband. Für das Joggen in freier Natur bin ich zu schüchtern bzw. habe ich noch nicht den perfekten Sport-BH gefunden, der mir neugierige Blicke vom Hals bzw. Dekolleté fernhält. (Manche Menschen, vorzugsweise die männlichen, glauben, man würde nur aus Brüsten bestehen. Hallo! 20 bis 30 Zentimeter höher gibt es bei uns Mädels sogar ein Gesicht – Überraschung!)

Ebenfalls ein toller Sport, der die Fettpolster wie von selbst zum Schmelzen bringt, ist das Tanzen. Am besten natürlich mit Ihrem Partner – das gibt der Beziehung wieder neuen Schwung – oder eben alleine. Liebe Single-Männer, wenn ihr ein paar Pfunde loswerden wollt, stürmt die Tanzschulen. Meist herrscht Männermangel, da werdet ihr also garantiert mit offenen Armen aufgenommen, auch wenn ihr nicht allzu perfekt gebaut seid. Auch für Sportmuffel ist Tanzen perfekt, da das Trainingsziel fast wie nebenbei erreicht wird. Musik, Flirten und Spaß lenken von der eigentlichen Sache ab, und

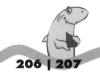

bevor man anfängt, sich über die Anstrengung aufzuregen, ist das Tanztraining schon vorbei.

》Alltagsübungen《

Um fit zu bleiben, reichen täglich 15 bis 20 Minuten Training aus. Aber der Aufbau von Muskeln allein sorgt nicht für ein gesundes Herz-Kreislauf-System. Außerdem wollen Sie ja auch Ihre Fettdepots knacken. Und das geht anfangs eben nur über Ausdauer. Daher halten Sie die Augen offen, manchmal liegt das Training näher, als man denkt. Ich nutze einfach jede Gelegenheit, um in Bewegung zu bleiben. Wo ein Lift, da auch eine Treppe. Seitdem ich gelesen habe, dass Sing-Granate Beyoncé Knowles für ihre Rolle in »Dreamgirls« unter anderem durchs tägliche Treppensteigen unzählige Pfunde abgespeckt hat, laufe ich besonders motiviert jedes einzelne Stockwerk. Treppensteigen ist gut für meine Kondition, den Po und die Beine. Genauso wie Fahrradfahren. In einer Stadt wie Berlin ist man mit dem Drahtesel meistens sogar schneller. Daher erledige ich viele Strecken per Fahrrad. Das schont noch dazu den Geldbeutel und die Umwelt.

Die ersten vier Wochen

》Woche eins《

Jetzt geht es los. Nehmen Sie ab sofort 30 Minuten vor dem Frühstück und dem Mittagessen zwei Stückchen Schokolade (am besten siebzigprozentige) zu sich. Achten Sie darauf, dass Sie regelmäßig essen, und zwar drei Mal täglich. Sinkt nachmittags der Blutzuckerspiegel ab, gönnen Sie sich erneut zwei Stückchen Schokolade.

Stecken Sie sich nicht zu hohe Ziele, und planen Sie das

ganze Vorhaben über einen längeren Zeitraum. Unrealistische Diätträume setzen Sie nicht nur unnötig unter Druck, sie erhöhen den Stressfaktor und mindern Ihre Aussicht auf die kleinen Erfolgserlebnisse zwischendurch. Bei mir hat es einfach »klick« gemacht. Ohne Druck lief alles plötzlich wie von selbst. Und als sich dann die ersten Erfolge zeigten, stieg natürlich auch meine Motivation.

Ideal ist ein Zeitraum von einem halben Jahr für das Erreichen Ihres Idealgewichts. Diesen Rahmen können Sie nochmals in Etappen unterteilen. Machen Sie es wie ein Marathonläufer. Würden sich die Sportler gleich zu Beginn mit der schier unüberwindbaren Strecke von 42,195 Kilometern konfrontieren, gerieten die meisten in Panik. In kleineren Schritten betrachtet, wird das Ganze überschaubar, und man freut sich über jeden geschafften Kilometer.

In der ersten Woche einer jeden Diät ist man noch hochmotiviert. Da werden die Pfunde natürlich schneller purzeln als in Woche 12 oder 20. Vermeiden Sie es trotzdem, anfangs alle paar Tage auf die Waage zu steigen. Wie bereits erwähnt – eigentlich braucht man keine Waage, um abzunehmen, ganz im Gegenteil. Dass sich Ihre Figur verändert, werden Sie spätestens nach einer Woche an den Klamotten merken. Spätestens nach vier Wochen, wenn Sie dauernd darauf angesprochen werden. Das motiviert mehr als irgendeine Zahl auf einer Scheibe.

Erstellen Sie für die erste Woche einen genauen Ernährungsplan, und wählen Sie bereits vor Beginn der Schoko-Diät alle Mahlzeiten aus, die Sie essen wollen. Suchen Sie sich Gerichte und Rezepte, auf die Sie besonders neugierig sind, dann haben Sie immer etwas, worauf Sie sich freuen können.

Hier eine Tabelle, in der Sie Ihren Wochenplan festhalten können. Sollten Sie zwischendurch schwach werden, ist das nicht schlimm und vor allem kein Grund zum Aufgeben. Notieren

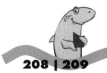

	Tag 1	Tag 2	Tag 3	Tag 4	Tag 5	Tag 6	Tag 7
Frühstück							
Mittag							
Snack							
Abendessen							

Sie aber die kleine Näscherei ganz genau in der Tabelle, denn meist lässt sich aus solchen Naschanfällen ein Muster ablesen, auf das man z. B. mit anderen Essenszeiten reagieren kann.

Besonders gut gelingt der Start, wenn Sie den »Entzug« meistern, also die ersten drei Tage ohne Zucker durchhalten (das beinhaltet auch versteckte Zucker in Fertiggerichten, Müslimischungen und Obst). Die Druckpunkte und die taoistischen Übungen (s. S. 220 und 190ff.) werden Sie dabei unterstützen. Sorgen Sie dafür, dass Sie nicht aus Langeweile Appetit bekommen! Dann geht es richtig los, und Ihrem Körper wie auch dem Geist – Sie wissen schon: der Wille und das schwache Fleisch – fällt die Umstellung nur noch halb so schwer.

Kochen Sie sich morgens eine Thermoskanne mit Tee. Es erleichtert den Tagesablauf ungemein, wenn man jederzeit eine Tasse trinken kann, ohne sie erst noch zubereiten zu müssen. Oft sind es nämlich die unüberlegten Dinge, die uns dick machen. Wenn aber der Tee griffbereit herumsteht, kommen Sie gar nicht erst in Versuchung, Limonade zu trinken. Nehmen Sie jeden Tag eine andere Mischung, dann wird es nicht langweilig.

Starten Sie, wenn Sie ein Sportmuffel sind, anfangs mit den ersten fünf Übungen aus dem Taoismus. Sie geben Ihnen die nötige Energie und Motivation, durchzuhalten.

Gönnen Sie sich bei Heißhunger an Tag zwei oder drei (bei jedem kommt er etwas anders) einen Snack aus Kefir oder Buttermilch, bevor Sie zu Fastfood greifen.

Versuchen Sie, zumindest ein Mal die Woche den Abstand zwischen der letzten Mahlzeit und dem Frühstück auf 14 Stunden zu verlängern.

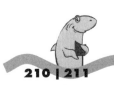

Woche zwei

Abwechslung ist gerade in der zweiten Woche das Zauberwort. Genießen Sie die Schokolade ganz besonders, und lernen Sie mit der Zeit, auf Ihren Bauch zu achten. Ihr Körper bestimmt das richtige Timing. Halten Sie sich nach wie vor an das Schema: je später der Tag, desto weniger Kohlenhydrate. Versuchen Sie, in dieser Woche an einem Abend das Essen ausfallen zu lassen – aber nur, wenn Sie es wirklich für richtig halten und Sie sich nicht selbst austricksen und bis zum Nachmittag reinhauen wie ein Scheunendrescher. (Ich weiß, ich weiß. Das war eigentlich überflüssig zu erwähnen, aber schließlich gibt es auch Menschen, die glauben, wenn Sie nachts im Dunkeln ein Stück Käse futtern, kriegt das keiner mit und macht somit dann auch nicht dick.)

Starten Sie nun mit etwas Bewegung. Vielleicht haben Sie Lust, sich einen Hula-Hoop-Reifen zu besorgen? Oder Sie haben sogar einen zu Hause? Der Aufzug ist ab sofort tabu, und auch Ihre Einkäufe kombinieren Sie jetzt wenn möglich mit etwas Bewegung: Statt Auto wird Rad gefahren, der Weg zum Supermarkt lässt sich mit einem ausgedehnten Spaziergang verbinden. Die zusätzliche Bewegung kurbelt den Stoffwechsel an und lässt die Pfunde schmelzen. Ein Figurproblem löst man nicht wie ein Politiker, indem man es aussitzt. Werden Sie aktiv, und bewegen Sie sich. Und: Finger bzw. Füße weg von der Waage! Hier eine Tabelle, um die zweite Woche zu planen:

	Tag 1	Tag 2	Tag 3	Tag 4	Tag 5	Tag 6	Tag 7
Frühstück							
Mittag							
Snack							
Abendessen							
Sport							

»Woche drei«

Keine Diät verläuft ganz ohne Stagnation und Frustration. Da unser Körper ein »Gewohnheitstier« ist, wird er sich irgendwann an die Neuerungen gewöhnt haben. Also überraschen Sie ihn, und lassen Sie keine Routine aufkommen: Morgens ein Glas warmes Wasser auf nüchternen Magen bewirkt manchmal Wunder, ansonsten helfen Ballaststoffe wie Bambussprossen Ihrem Stoffwechsel auf die Sprünge.

Apropos: Sport verwandelt kein Fett in Muskeln. Ausdauersport bringt die vorhandenen Muskeln jedoch in Schwingung, und das lässt Fettpolster schmelzen. Kraftübungen erhöhen die Muskelmasse. Daher ist natürlich beides wichtig. Je mehr Muskeln, desto mehr Kalorien werden verbraucht. Falls Sie jetzt allerdings vor lauter Begeisterung direkt wieder auf die Waage steigen wollen, seien Sie gewarnt. Es kann sein, dass Sie mehr wiegen als zuvor, denn Muskeln sind schwerer als Fett. Es kann also sein, dass Sie definierter und straffer aussehen, aber mehr Kilos auf die Waage bringen.

Ein guter Trick, gerade in einer Stagnationsphase, ist, den Alkohol zu reduzieren. Wenn Sie Ihrer Figurumstellung Beine machen wollen, verzichten oder reduzieren Sie wenigstens für ein paar Wochen den Genuss von alkoholischen Getränken. Denn Alkohol hat nicht nur einen hohen Brennwert, er macht auch Appetit. Woher sonst kommt wohl die Erfindung des Aperitifs, des Appetitanregers? Gehen Sie lieber vor dem Schlafengehen eine halbe Stunde spazieren. Das beruhigt die Nerven und kurbelt den Stoffwechsel auf angenehme Weise an, so dass über Nacht Fett abgebaut werden kann. Ein Glas Lavendeltee kann ebenfalls eine ausgleichende Wirkung haben.

In der dritten Woche sollten Sie nun auch mit den Pilates-Übungen beginnen. Vielleicht haben Sie ja eine Freundin, die mitmacht oder Sie zumindest in Körperhaltung und Ausführung überwachen kann. Hier Ihre Tabelle für Woche drei:

	Tag 1	Tag 2	Tag 3	Tag 4	Tag 5	Tag 6	Tag 7
Frühstück							
Mittag							
Snack							
Abendessen							
Sport							

»Woche vier«

Natürlich ist es frustrierend, wenn die Gewichtsabnahme plötzlich nicht mehr so schnell geht. Aber je langsamer Sie abnehmen, desto größer ist die Garantie, dass Sie Ihr Idealgewicht halten werden. Durch eine langsame Umstellung empfindet der Körper keinen Mangel. Bei einem rapiden Gewichtsverlust wird erstens meist nur Wasser verloren und zweitens holt sich der Körper alles Verlorene an anderer Stelle doppelt und dreifach wieder zurück, weil er seine Haushaltsplanung umstellt.

Wichtig in Woche vier ist es nun, dass Sie Ihren Körper mit der ein oder anderen »Sünde« konfrontieren. Gönnen Sie sich etwas. Belohnen Sie sich. Essen Sie abends nicht nur Eiweiß und Gemüse, sondern auch einmal einen Teller Nudeln mit Sauce. Vertrauen Sie darauf, dass Sie auch weiter abnehmen werden. Natürlich in einem anderen Tempo, aber solange Sie weiterhin die Diät-Tipps beherzigen, bleiben Sie dabei. Die Welt geht nicht unter, wenn Sie beim Familienfest richtig reingehauen haben. Vergessen Sie aber nicht, direkt am nächsten Tag etwas kürzer zu treten.

Gehen Sie Einkaufen. Diesmal keine Lebensmittel, sondern vielleicht ein neues T-Shirt oder eine Bluse. Gönnen Sie sich etwas. Vielleicht haben Sie ja auch Lust, Hosen anzuprobieren? Für mich war das früher der absolute Horror. Zwei Stunden stapelweise Jeans, und keine hat richtig gut gesessen. Mit dem neuen Körpergefühl klappt das schon viel besser.

Hier drei Vorschläge, für die es sich lohnt, mal eine »Sünde« zu begehen: meine persönlichen Lieblings-Schoko-Rezepte:

»Schokosoufflée«

ZUTATEN 3 EL ungesüßtes Kakaopulver
5 TL Zucker
1 EL Mehl

3 EL Milch; wenn der Teig zu trocken
wird, etwas mehr
Vanillepulver oder Vanillemark
1 Ei, getrennt
weiche Butter zum Einfetten der Form

ZUBEREITUNG Backofen auf 150 Grad vorheizen. In einer Schüssel das Kakaopulver mit der Hälfte des Zuckers, dem Mehl und der Vanille verrühren. Die Milch mit dem Eigelb verquirlen und dann die trockenen Zutaten dazugeben. Das Eiweiß steif schlagen und den restlichen Zucker unterrühren. Die Masse vorsichtig unter den Schokoteig heben und in die gebutterten Soufflée-Förmchen geben.

Nach 18 Minuten ist das Soufflée fertig und kann sofort genossen werden. Vorsicht, heiß! Wer mag, streut noch etwas Puderzucker drüber.

⟩⟩ Halbgebackener Schokopudding ⟨⟨
(am besten am Vortag vorbereiten)

ZUTATEN
50 g dunkle Schokolade
25 g Butter
1 Ei
25 g Zucker
1 TL Mehl
etwas weiche Butter und Mehl
für die Förmchen

ZUBEREITUNG Die Schokolade zusammen mit der Butter über einem heißen Wasserbad schmelzen. Das Ei mit dem Zucker so lange schaumig rühren, bis eine hellgelbe, fluffige Masse entsteht. Das dauert etwa drei Minuten. Schoko- und

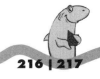

Eiermasse vorsichtig miteinander vermischen und währenddessen das Mehl darüber sieben, so dass es gleichfalls untergerührt wird. Jetzt die Masse in gebutterte und gemehlte Metallförmchen geben und das Ganze für mindestens eine Stunde, besser aber über Nacht in den Kühlschrank stellen.

Den Backofen auf 200 Grad vorheizen und den Pudding genau zwölf Minuten backen. Lassen Sie den Pudding danach noch zwei Minuten ruhen, bevor Sie ihn aus der Form nehmen. So wird die Oberfläche schön knackig, der Kern bleibt aber flüssig.

》 Konfekt von der Stange 《

ZUTATEN (die Menge reicht zum Teilen!)
50 g weiche Amaretti
50 g Soft-Pflaumen oder andere
Trockenfrüchte wie Datteln, Aprikosen,
Kirschen, Goji-Beeren
50 g geröstete gesalzene Nüsse
(mein Favorit sind Macadamia-Nüsse)
100 g dunkle Schokolade
50 g Butter
Kakaopulver zum Bestäuben

ZUBEREITUNG Die Amaretti kleinschneiden und in einen Topf geben. Trockenfrüchte ebenfalls zerteilen, die Nüsse grob hacken und mit den Amaretti vermischen. Die Schokolade mit der Butter über einem heißen Wasserbad schmelzen lassen und alle Zutaten dazugeben.

Die Masse in eine flache, mit Backpapier ausgelegte Form streichen und für drei Stunden im Kühlschrank fest werden lassen. Danach in Streifen schneiden und mit Kakao bestäuben. Und hier Ihre Tabelle für Woche vier:

	Tag 1	Tag 2	Tag 3	Tag 4	Tag 5	Tag 6	Tag 7
Frühstück							
Mittag							
Snack							
Abendessen							
Sport							

Der Notfall

》 Druckpunkte gegen Appetit und Hunger 《

Die Akupressur bietet erste Hilfe gegen gesundheitliche Probleme im Alltag, ohne auf Chemie zurückgreifen zu müssen. So gibt es Punkte gegen Erkältungen, gegen Magenschmerzen, gegen Übelkeit, eigentlich so gut wie gegen alles. Mit dem Aktivieren dieser Punkte können Sie das Hungergefühl für eine Weile in den Griff bekommen und den Appetit zügeln, wenn Bedarf besteht. Die Druckpunkt-Massage darf keine Mahlzeit ersetzen, sonst tappen Sie blindlings in die nächste Jo-Jo-Falle.

»Mein« Notfallpunkt ist der zwischen Nase und Oberlippe. Die Stelle, die aussieht, als hätte ein kleines Engelchen seinen Daumen hineingedrückt. Die kleine Kuhle ist wie gemacht dafür, dass man sie für solche Zwecke benutzt.

Wer es lieber auf dem Bauch mag – ich persönlich bin dort wahnsinnig kitzlig –, drückt die Stelle genau einen Fingerbreit unter dem Nabel.

Am unauffälligsten ist die äußere Stelle am obersten Gelenk des kleinen Fingers, also gleich unterhalb des Nagels. Die können Sie sogar drücken, wenn Sie gerade mitten auf dem Podium stehen und einen Vortrag halten müssen.

Für die Aktivierung des jeweiligen Akupressurpunktes drücken, klopfen oder massieren Sie die Stelle für etwa ein bis drei Minuten mit sanftem Druck. Bei der leichten kreisförmigen Massage wechseln Sie am besten zwischen im Uhrzeigersinn und gegen den Uhrzeigersinn hin und her.

Probieren Sie ruhig alle drei möglichen Punkte aus. Sie wirken bei jedem anders, aber Sie finden garantiert Ihren Lieblingspunkt heraus.

⟩⟩ Hinsehen – nicht weggucken! ⟨⟨

Bei mir stehen die Sportutensilien direkt in Sichtweite neben dem Fernseher. Das heißt, wenn ich mich gemütlich auf die Couch setzen möchte, fällt mein Blick darauf. Da winkt nicht nur der Zaunpfahl, sondern der komplette Zaun. Das Praktische bei den Übungen, die ich Ihnen vorgestellt habe, ist, dass man sie zum Beispiel parallel zum Fernsehprogramm bewerkstelligen könnte, wenn es sein muss. Natürlich sollten Sie sich anfangs voll und ganz auf die korrekte Ausführung der Übungen konzentrieren. Aber mit der Zeit merken Sie, wie sich die Muskeln bilden und Sie ein besseres Gefühl für die Bewegungsabläufe gewinnen. Und dann können Sie nebenbei einen Blick riskieren … schließlich sollen Sie nicht Ihre Lieblingssendung verpassen, »nur« weil Sie gerade etwas für Ihre Figur tun.

Ich persönlich mache am liebsten drei Dinge auf einmal. Alte Frauenkrankheit eben. Das Praktische ist, dass dabei die notwendigen sportlichen Minuten meines Alltags viel schneller vorübergehen. Alternativ zum TV-Programm gibt es natürlich auch noch die Musikvariante. Ich bewege mich gern zu lauter Pop- oder Rockmusik. Idealerweise natürlich mit Kopfhörern. Denn auch gutes Aussehen schützt nicht vor Anzeigen wegen Lärmbelästigung.

⟩⟩ Was tun, wenn … ⟨⟨

… man eine Einladung zum Geburtstag der Großmutter oder zum Dinner des Chefs bekommt?

Irgendwas ist immer, ausgerechnet dann, wenn man gerade total diszipliniert sein will. Kein Problem. Das normale Leben ist deshalb so normal, damit Sie daran teilnehmen können, ohne gleich einen hysterischen Anfall zu bekommen.

Bei einer Einladung zum Essen ins Restaurant will man nicht unhöflich sein. Neben der strategisch sinnvollen Platzierung des Brotkorbs, nämlich außerhalb der Sichtweite, bestelle ich gerne eine oder sogar mehrere Vorspeisen statt eines Hauptgangs. Erstens sind die meistens leckerer, und zweitens ist die Portion übersichtlich. Drittens – und das ist der Knackpunkt – werden die wenigsten Vorspeisen mit dicken Soßen serviert. Gegrilltes Gemüse, gedämpfter Fisch – niedliche kleine Päckchen, die man genüsslich und ohne Reue vernaschen kann. Herrlich! Da bleibt immer noch Platz für ein Dessert.

Bei Omi müssen Sie schon etwas kreativer sein. Am besten greifen Sie bei der Vorsuppe gleich doppelt- oder dreifach zu und haben damit die prima Ausrede, die Kapazität Ihres Magens einfach überschätzt zu haben. Oder Sie hauen *einmal* ordentlich rein und lassen am nächsten Tag das Abendessen weg. Wie bereits erwähnt, lassen sich kleine »Sünden« mit dem sogenannten Dinner-Cancelling direkt am nächsten Tag perfekt ausbalancieren. Zwischen der letzten Mahlzeit und dem Frühstück müssen zwölf bis 14 Stunden Pause liegen. Damit sind Schweinebraten und Co. vergessen, und die Jeans passen immer noch.

》 ... die beste Freundin spontan beschließt, übermorgen zu heiraten? 《

Man soll die Feste feiern, wie sie fallen. Allerdings nicht nackt, sondern best-dressed. Blöd nur, wenn nach Ostern oder Weihnachten einfach nichts mehr so richtig passen will. Auf dem roten Teppich oder vor der Kamera sieht das dann besonders vorteilhaft aus.

Hier ein paar Tipps, wie man *innerhalb von zwei Tagen* schnell ein paar Pfunde lassen kann. Die Notfall-Diät ist allerdings wirklich nur was für Notfälle. Nach ein paar Tagen verliert sie ihren Zauber, der Körper schaltet auf Hungermodus – also wenden Sie sie nicht ständig an! Starten Sie direkt, gehen Sie nicht über Los und vor allem: Meiden Sie Currywurstbuden und Konditoreien. Zumindest für die nächsten 48 Stunden. Denn so lange heißt es: null Kohlenhydrate, viel Eiweiß und ausreichend Sport.

Meistens kommen die Einladungen per Post am Nachmittag oder Abend. Daher starte ich die 48-Stunden-Diät direkt mit dem Dinner-Cancelling. Ideal ist es, wenn die letzte Mahlzeit besonders proteinhaltig war, dann knurrt der Magen nicht so schnell.

Eine perfekte Grundlage bieten Lammfilet, Hühnchen oder Putenfleisch mit Gemüse. Sie kurbeln, wie bereits erwähnt, zusätzlich die Fettverbrennung und die Melatonin-Produktion an – ein Hormon, welches nicht nur für gesunden Schlaf sorgt, sondern über Nacht die Fettzellen killt. Außerdem: Was sind schon ein paar Stunden Hunger gegen einen großen Auftritt im Lieblingskleid? Welches ich mir als kleine Motivation an prominenter Stelle aufhänge. In Notsituationen muss man einfach jeden Grashalm ergreifen, insbesondere, wenn der von einem namhaften Designer kommt.

Abends gibt es ein Glas Beruhigungstee mit Lavendel und Zitrone. Das Rezept finden Sie bei den Kräutertees. Trinken Sie nicht zu viel, sonst müssen Sie nachts womöglich noch raus und schlafwandeln im schlimmsten Fall »aus Versehen« am Kühlschrank vorbei.

Damit ich gut schlafen kann – acht Stunden wären optimal –, mache ich vor dem Zubettgehen lieber noch einen Spaziergang. 30 Minuten reichen. Danach gibt es meine Taoismus-Übungen, das beruhigt und unterstützt zusätzlich die Nerven und vertreibt Gedanken an Menschen, die in zu engen Kleidern aussehen wie Presswürste ...

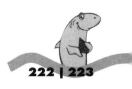

Den nächsten Tag starte ich mit Sport. Ja, ich weiß, das ist hart. Allerdings hängt da nun mal dieses Kleid, und eine Fettabsaugung dauert inklusive Abheilung mit Sicherheit länger als 48 Stunden. Mal abgesehen von den Hämatomen. Also, wenn ich Morgenmuffel es schaffe, meinen Astralkörper in spe aus den Laken zu schälen und mich schneller als eine Weinbergschnecke zu bewegen, dann schaffen Sie das erst recht!

Zum Start gibt es ein Getränk, welches den Stoffwechsel und den Kreislauf direkt in Schwung bringt. Dazu gießen Sie ½ TL Zimt, ½ TL ungesüßtes Kakaopulver und ½ TL Honig mit 250 ml kochendem Wasser auf und trinken das Ganze auf nüchternen Magen.

Und dann: Sporthosen an und rauf aufs Rad. Eine halbe Stunde reicht, mehr Zeit kann ich morgens einfach nicht opfern. Sie können natürlich auch joggen gehen oder Power Walking machen, Schwimmen verbrennt ebenfalls viele Kalorien. Hauptsache, Sie bewegen sich.

Trinken Sie in den nächsten Tagen neben dem Honig-Kakao-Zimt-Tagesstart eine Mischung aus dem Entschlackungstee mit Birke und Brennnessel und fügen Sie noch vier zerstoßene Wacholderbeeren dazu. Das entwässert zusätzlich, darf aber nicht zur Gewohnheit werden, da Wacholder bei dauerhafter Anwendung die Nieren zu sehr belasten kann. Ein daumengroßes Stück geriebener Ingwer in den Tee kurbelt zusätzlich den Stoffwechsel an und steigert die Betriebstemperatur.

Zum Frühstück gibt es einen Obstsalat aus einem großen Stück Wassermelone und einer halben Grapefruit, alles fein in Würfel geschnitten, und zwei Spiegeleier. Wer Lust hat, kann statt der Eier auch ein Schüsselchen Quark essen.

Schokohai Vermeiden Sie Obstsorten, die weniger Antioxidantien und Vitamin C enthalten als Beeren, Zitrusfrüchte und Melone. Der legendäre Obsttag ist nämlich schon längst überholt. Grapefruit verbessert zudem noch die Durchblutung, stoppt durch die Bitterstoffe das Hungergefühl und ist gut für die Leberentgiftung. Bei einem empfindlichen Magen sollten Sie jedoch sparsam mit sauren Früchtchen umgehen.

Mittags gibt es den Joghurt-Gurkensalat mit reichlich Minze, dazu ein ordentliches Stück Fleisch oder Geflügel.

Schokohai Rinderfilet ist reich an Zink und Eisen und lässt die Pfunde schneller schmelzen. Außerdem ist der Magen länger damit beschäftigt. Gegrillt spart man an Fett.

Nachmittags gönne ich mir einen Snack aus 2 EL gerösteten Pinienkernen oder vier Maroni oder ein großes Glas Buttermilch mit Vanille und Zimt. Ist meine Willensstärke noch bei vollem Bewusstsein, rette ich mich mit ein paar Yoga-Atemübungen oder zum Beispiel der Schildkrötenübung bis zum Abendessen. Ablenkung ist alles. Nur Fernsehen vermeide ich – es gibt einfach zu viele Kochsendungen im TV, und die wirken appetitanregend. Wenn ich etwas mehr Zeit habe, gehe ich aufs Laufband, jogge 30 Minuten und mache im Anschluss noch 30 Minuten Pilates-Übungen.

Je nachdem, ob ich noch einen Abend Zeit habe, versuche ich es entweder erneut mit Dinner-Cancelling oder – wesentlich angenehmer – mit einem frühen Abendessen. Hülsenfrüchte sind dabei perfekt. Besonders lecker finde ich den Linsensalat mit Sojasprossen. Der hält lange satt und ist sehr eiweißhaltig. Wenn ich richtig hungrig bin, mache ich mir die Zucchini-Tomatensuppe. Da kann man sich satt essen und bekommt keine Alpträume von Süßigkeiten. Besonders effektiv ist auch die Kombination aus Putenhackfleischpfanne mit Paprika.

Tag zwei startet wieder mit dem Zimt-Drink und dem Hallo-Wach-Sportprogramm. Zum Frühstück esse ich meist mein Bircher-Müesli, das regt durch die Enzyme noch mal den Stoffwechsel an.

Mittags gibt es ein Putensteak und einen grünen Salat, gemischt mit Tomaten oder Gurke, und nachmittags dann wieder Sport. Es wird einem eben nichts geschenkt im Leben. Dafür passt aber das Kleid. Und zwar ohne Baucheinziehen!

Schokolade kann man nicht nur essen

Schokolade für die Schönheit

Für mehr Erfolg im Berufsleben kann man sich zwar dumm, aber selten dünn stellen. Mariah Carrey versucht's trotzdem, trägt zu enge Kleidchen und hat sich leider mangels Spiegel von der zartesten Versuchung zur üppigen Sahnetorte gemausert. Singen kann sie trotzdem wie eine Nachtigall. 90-60-90 werden manchmal eben doch von anderen herausragenden Talenten überschattet. Glatte strahlende Haut zum Beispiel...

Sinnlich und sexy funktioniert auch, wenn man die Vorzüge des Kakaos nicht nur innerlich, sondern auch äußerlich anwendet. Dass die Kosmetikindustrie die Vorzüge des Kakaos entdeckt hat und eifrig auf das Beste aus der Bohne als Bestandteil ihrer Produkte zurückgreift, wissen wir ja. Es gibt mittlerweile eine ganze Reihe von Firmen, die Körpercremes, Bodybutter, essbaren Körperpuder und Massagebars mit Schokoladenduft, Kakaopulver und Butter zum Kauf anbieten. Aber Sie können sich Ihre Kosmetik auch selbst herstellen oder die vorhandene ergänzen. Fügen Sie Ihrem Badewasser einen Esslöffel voll zerquetschter Wacholderbeeren hinzu. Das fördert die Durchblutung.

Wacholder regt die Verdauung an und wird gerne als »Verdauungsschnäpschen« nach fettem Essen genossen oder als Beere zum Braten dazugegeben. Selbst die Queen ist dafür bekannt,

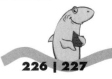

sich hin und wieder die kleinen schwarzen Beeren in Form eines Gläschens Gin zu genehmigen. Da macht nicht nur der Alkohol gute Laune, sondern der Wacholder wirkt als Stresslöser.

Schokohai Wacholder kann aber noch viel mehr. Er wirkt besonders harntreibend und entschlackend. Daher ist er nur in sparsamer Dosierung zu genießen. Sonst kann es zu Reizungen der Nieren kommen. Wie bei jedem Heilkraut sollte man spätestens nach vier Wochen täglicher Anwendung eine längere Pause einlegen. Als Badezusatz (in Form von Wacholderöl oder als Beeren im Badewasser) regt er zudem die Durchblutung des Bindegewebes an und kann in Kombination mit Massagen die Haut straffer machen. Rheumatiker schätzen die Wirkung, die er auf die Gelenke hat.

》**Rezept Schokomaske für fettige und Mischhaut**《

ZUTATEN
1 TL Heilerde
1 TL Kakaopulver
3 Tropfen Pfefferminzöl
lauwarmes Wasser

ZUBEREITUNG Verrühren Sie die Heilerde und den Kakao mit so viel lauwarmem Wasser, bis eine cremige gleichmäßige Masse entsteht. Geben Sie dann das Pfefferminzöl dazu, und vermischen alles noch einmal gründlich. Ist die Haut pickelig oder entzündet, tauschen Sie das Pfefferminzöl gegen jeweils ½ TL Zimt und Honig aus.

ANWENDUNG Die Maske auf das gereinigte Gesicht, eventuell auch auf Hals und Dekolleté geben. Nach zehn Minuten können Sie die Maske mit lauwarmem Wasser wieder abwaschen.

»» Rezept Schokomaske für trockene Haut ««

ZUTATEN ¼ weiche Avocado
1 Rippchen (vier Stück) Schokolade
¼ TL Zimt

ZUBEREITUNG Die Avocado pürieren und mit der geschmolzenen Schokolade und dem Zimt verrühren.

ANWENDUNG Auf Gesicht, Hals und Dekolleté auftragen und 15 Minuten einwirken lassen. Mit einem Wattebausch oder Küchentuch abtupfen.

Schokolade, ein Aphrodisiakum

Spätestens seit dem Film »Neuneinhalb Wochen« assoziiere ich mit Essen nicht nur »satt werden«, sondern auch »scharfwerden«. Aber, um ehrlich zu sein, meine Liebesmenüs sehen etwas anders aus. Wer nach dem Konsum von einem Liter Milch plus Wackelpudding plus Chilischoten und Co. noch ausgelassen übereinander herfallen kann, muss einen übermenschlichen Magen haben. Je nachdem, welche Stellung man bevorzugt, bekommt ein Normalsterblicher doch eher Sodbrennen als einen Orgasmus.

Im Kino sieht das immer ganz toll aus. Aber versuchen Sie mal nach einem halben Backhähnchen mit Kartoffelsalat die Kim Basinger zu geben. Die hatte wenigstens Weichzeichner und einen netten Regisseur, der alle peinlichen Szenen herausgeschnitten hat. Stellen Sie sich bloß vor, sie hätte auf dem Weg zum Küchentisch ein ordentliches Bäuerchen gemacht! Auch eine Art von Verhütungsmittel. Ihre Karriere als Sexsymbol wäre dann wohl nicht so kometenhaft verlaufen.

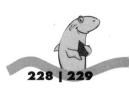

Essen kann aber natürlich erotisch sein, wenn man die richtige Wahl trifft. Ein Menü aus Suppe oder Austern – auf keinen Fall Salat! Es sieht einfach nicht sexy aus, wenn man versucht, ein Salatblatt in den Mund zu schaufeln –, zum Hauptgang etwas Leichtes, Fisch oder Hühnchen, und zum Dessert einen starken Mokka und dazu ein Schokoladen-Soufflé. Das kann man sich im Zweifel auch teilen. Ein echter Liebesbeweis. Von ihr, weil sie etwas abgibt, und von ihm, weil er ihr Kalorien abnimmt.

Schokolade und Sex haben viel gemeinsam, aber es gibt auch ein paar Unterschiede. Im Gegensatz zu guter Schokolade ist guter Sex nicht immer verfügbar. Als Frau hat man es ja sowieso nicht leicht, ganz offiziell auf seine Kosten zu kommen. Meiner weiblichen Meinung nach ist Sex nur dann richtig befriedigend, wenn beide auf ihre Kosten kommen. Bei Männern ist das nicht ganz so kompliziert. Der Mann geht mittlerweile ja sogar als Held in die Geschichte ein, wenn er kreuz und quer durch die Gegend – ähm – Tore schießt. Wenn Frauen öffentlich zu ihren Gelüsten stehen, wird es schon komplizierter. Eine Frau, die sich nimmt, was sie will, kann bedrohlich wirken. Die sagt dann nämlich auch, was sie nicht will. Es soll ja Männer geben, die ihr Fingerspitzengefühl an Stellen beweisen wollen, die schlicht und ergreifend nicht besonders empfänglich dafür sind. O. k., und ein »Och nö, Schatz, ist schon gut, ich mach's mir später lieber selbst ...« ist nicht gerade eine solide Basis für eine gute Beziehung. Aber manchmal muss auch eine Frau tun, was eine Frau tun muss: dem Drama ein Ende setzen. Und: Mit Schokolade kann man auch Spaß haben, wenn sie weich ist. Trotzdem ist sie natürlich keine Ersatzbefriedigung. Obwohl ich mittlerweile der Meinung bin, dass ich gute Schokolade schlechtem Sex auf jeden Fall vorziehen würde. Schokolade muss man nämlich nichts vorspielen. Trotzdem: Die Kombi macht's. Wenn Sie es schaffen, sich die

Schokomousse vom Büffet zu holen, dann können Sie das auch auf anderen Gebieten.

Sex macht schlank und schön! Theobroma cacao ist als Aphrodisiakum perfekt zum Vorspiel geschaffen. Es steigert die Lust, und durch den darauf folgenden Sex wird die positive und schlankmachende Wirkung des Kakaos um ein Vielfaches potenziert. Sex fördert die Durchblutung, strafft das Gewebe, baut Kalorien ab und macht – mit dem richtigen Partner – auch noch enorm viel Spaß. Außerdem wird dabei ein Hormon freigesetzt, welches den Stoffwechsel und den Muskelaufbau anregt. Klingt doch super. Ich meine, was gibt es Besseres, als mit der schönsten und der zweitschönsten Nebensache der Welt abzunehmen? (Die Reihenfolge des Rankings überlasse ich Ihnen.)

Für das Intro können Sie die Schokolade nicht nur im Mund, sondern auch in der Hand schmelzen lassen. Oder beides! Eine Massage mit flüssiger Schokolade ist sehr anregend. Viele Spas haben mittlerweile Schoko-Wellness in ihrem Programm. Sie können das aber auch ganz einfach zu Hause nachmachen. Für eine Massage mischen Sie einfach etwas Körperöl in die flüssige Schokolade. Dann lässt sie sich besser verteilen. Achten Sie nur darauf, dass Sie die Schokolade nicht zu heiß machen. Dann gibt es nämlich Brandblasen. Falls Sie schon mal das falsche Kerzenwachs beim Vorspiel verwendet haben, wissen Sie, wovon ich spreche. Legen Sie für die Massage unbedingt ein Tuch drunter; Schokolade gibt Flecken, die auf Bettwäsche weniger appetitlich aussehen.

Meine gute Freundin Carina hatte mal dieses Problem. Von wegen: »Ich will keine Schokolade ...« Carina hat beides, gesundes Naschen und Sex. Jedenfalls lernte sie diesen wahnsinnig süßen Typen kennen und bat ihn noch auf eine Tasse Kaffee nach oben. Es kam, wie es eben manchmal kommen muss. Ihr Kaffee war so gut, dass er über Nacht blieb. Nach dem Sex, der übrigens fabelhaft war, schlief er sofort ein. Sie jedoch bekam totalen Heißhunger und vernaschte vor dem Einschlafen noch einen halben Schokoriegel. Der Rest landete zwischen Besucherritze und irgendwo. Als sie am nächsten Morgen aufwachte, war der Typ verschwunden und blieb das auch erst einmal. Später fand Carina heraus, dass er wegen der Schokoflecken im Bett gedacht hatte, sie leide unter Inkontinenz. Peinlich! Seitdem nascht Carina immer in separaten Räumen: die Kerle im Schlafzimmer und die Schoki in der Küche.

Oder Sie verbinden beides: Sparen Sie sich das Dessert, und lecken Sie die flüssige Schoki vom Körper des Partners ab. Sehr lecker – es sei denn, er benutzt gerne und ausgiebig parfümierte Bodylotions...

Die Sache mit dem Abspeck-Sex hat einen Haken. Um ehrlich zu sein, sogar zwei. Denn erstens: Wer hat schon große Lust, sich dem anderen hinzugeben, wenn Bauch, Beine und Po nicht gerade den persönlichen Idealmaßen entsprechen und sämtliche Körperteile bei jeder Bewegung frenetisch mitschwingen? Und zweitens: Nicht jeder verfügt über das nötige »Mittel« zum Sex. Auf gut Deutsch: Die Zahl der Alleinstehenden liegt derzeit in zweifacher Millionenhöhe.

Es hilft jetzt auch wenig, wenn ich Ihnen erzähle, dass man jedes Pfund an sich lieben muss und dass fülligere Frauen sowieso sinnlicher wirken und so weiter und so fort. Ich weiß selbst, wie schwer es ist, sich sexy zu fühlen, wenn der Spitzentanga an der falschen Stelle klemmt. Dafür gibt es nur eine Lösung: Bewegung! Damit verwandeln Sie Ihr negatives Körpergefühl in positives Körperbewusstsein.

Ist aber nun kein Partner zur Stelle, der dem neuen Luxuskörper standesgemäß huldigen kann, müssen Sie nicht gleich an der nächsten Baustelle vorbeiwackeln. Gut, wer's mag, kann das tun. Es geht aber auch einfacher. Für Singles heißt die Devise: Do it yourself. Masturbation oder Onanie sind zwar nicht ganz so effektiv, was den Kalorienverbrauch angeht, und die linke Hand schickt hinterher auch keine Blumen. Während Sex zu zweit die Energie eines Stückchens Schokokuchen schnell verbrauchen kann, bewirkt er alleine leider nur halb so viel. Dennoch führt Selbstbefriedigung zu psychischer Ausgeglichenheit und fördert die Gesundheit sowie die schlanke Figur. Und: Man muss danach weder seine Dreckwäsche waschen noch die Socken aus der Sofaritze sammeln. Wer das herausgefunden hat? Die Weltgesundheitsorganisation (WHO) natürlich. Das mit dem Kalorienverbrauch meine ich, das mit den Socken wissen wir Frauen wahrscheinlich alle. Die WHO fordert übrigens sogar, möglichst im frühen Alter damit anzufangen. Mit der Selbstbefriedigung, natürlich. Else Kling alias Annemarie Wendel hätte wohl gesagt: »Jo mei, wenn's schee macht ...«

Schokohai Die Hormone Serotonin, Oxytocin, Dopamin und Östrogen sowie Endorphine, die das Schmerzempfinden steuern, sind die Hauptverantwortlichen, warum wir aufgrund unserer Gesundheit nicht auf Sex verzichten sollten.

Das weibliche Hormon **Östrogen** aktiviert den Lymphfluss und stärkt das Bindegewebe. Aber nicht nur das. Es unterstützt zudem die Bildung von Kollagen und die Regenerationsfähigkeit der Hautzellen. Dadurch bleibt die Haut länger straff und elastisch, und man bekommt weniger Falten. Sex scheint damit eines der wenigen wirksamen Mittel zur Minderung von Cellulitis zu sein! Zumindest verlangsamt es die Zunahme der unschicken Dellen. Sparen Sie sich teure Cremes, und investieren Sie lieber in Reizwäsche!

Guter Sex entspannt und vertreibt dadurch nicht nur schädliche Stresshormone wie Cortisol. Er fördert auch die

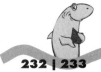

Produktion von **Oxytocin**. Das wird auch gerne als Kuschelhormon bezeichnet. Deswegen sind wir »danach« immer noch zum Schmusen aufgelegt. Löffelchen lässt grüßen! Es versetzt uns in einen wohligen Dämmerzustand und sorgt für einen angenehmen Schlaf. Der macht nicht nur gesund, sondern wiederum auch schlank. Aber auch **Serotonin** und **Dopamin** sorgen dafür, dass der Pegel an Zufriedenheit ansteigt. Diese Hormone verursachen Glücksgefühle und können uns sogar ein wenig berauschen.

Jetzt ist es also raus: Das Leben ist ein Chemie-Cocktail. Wenn wir uns wie auf Droge fühlen, liegt es nur bedingt am neuen Lover, es liegt vor allem an den körpereigenen Hormonen. Ziemlich unromantisch, aber wahnsinnig wirksam. Natürlich gibt es zahlreiche Studien dazu, die belegen, dass sexuell ausgeglichene Menschen seltener unter Depressionen und Angstzuständen leiden. Ja, auf diesem Gebiet wird anders als beim Kakao scheinbar sehr gerne studiert... Obwohl ich mir persönlich jetzt einen bebrillten Wissenschaftler nicht unbedingt als unwiderstehlichen Sex-Gott vorstellen möchte. Obwohl, Intelligenz ist ja auch sexy. Außerdem gibt es die Theorie, dass guter Sex Blockaden im Gehirn lösen kann und dadurch Prüfungsangst verhindert wird. (Vielleicht sollte sich unser Bundestrainer doch noch mal überlegen, ob er den Fußballern vor den Spielen den Sex mit ihren Frauen verbietet. Obwohl, beim Fußball kommt es ja in den seltensten Fällen aufs Denken an.) Dazu kommt: **Endorphin** wirkt wie eine Schmerztablette. Die Ausrede, »Schatz, heute nicht, ich hab Kopfschmerzen«, zählt daher nicht. Denn Sex kann durchaus krampflösend wirken.

Wichtig bei der ganzen Fummelei, egal ob alleine, zu zweit, zu dritt... ist übrigens wie bei Vertragsverhandlungen auch ein erfolgreicher Abschluss – der Orgasmus. Für Männer meist selbstverständlich, für Frauen leider immer noch nicht.

Das liegt entweder am mangelnden Selbstbewusstsein oder an fehlenden anatomischen Kenntnissen des Mannes. Die Kerle können noch so klug und erfolgreich sein, das schützt sie selten davor, meilenweit entfernt von den wirklich wichtigen Punkten des Lebens Dinge zu veranstalten, die eben nicht zum gewünschten Resultat führen. Beim Sex und bei der Schokolade. Die finden wir Frauen schließlich immer. Und wenn sie noch so gut versteckt ist. Irgendwie hängt das eine ja mit dem anderen zusammen.

Wir Frauen sind im Vergleich zum Mann einfach wesentlich komplizierter gestrickt. Ein Mann – ein Wort, eine Frau – ein Wörterbuch. Das Gleiche gilt natürlich auch für den körperlichen Bereich. Wenn wir Frauen es ihm nicht mitteilen, wie wir es gerne hätten, woher soll er es denn wissen? Männer sind keine Gedankenleser. Ich will mich jetzt nicht zu weit aus dem Fenster lehnen, aber ich schätze, selbst die Frau von Uri Geller musste beim ersten Mal etwas nachhelfen. Womit wir wieder beim Thema »öffentliches Verspeisen von Schokoladenkuchen mit Sahne« sind. Sie haben ein Recht auf Genuss. Egal, ob das beim Frühstück, Mittagsessen, Abendessen ist oder beim Sex – die Lust am Genuss macht schön und schlank. Wenn Sie es im Laufe der Zeit schaffen, im Restaurant das zu bestellen, worauf Sie wirklich Lust haben, dann schaffen Sie es auch, Ihrem Mann zu sagen, was heute auf dem Liebesmenü steht.

Übrigens heißt das jetzt nicht, dass schlanke Menschen mehr Sex haben. Ganz im Gegenteil. Gerade besonders attraktive Frauen leider unter Komplexen, die wir Normalos nicht für möglich halten würden. Da hilft dann auch kein Turbo-Hormoncocktail, den unser Körper bei jedem Höhepunkt zusammenmixt. Das sind tiefsitzende Probleme, die mit einem Stückchen Schokolade nicht zu lösen sind. Da bedarf es sicherlich etwas mehr Zeit.

Manchmal verliert man während einer Diät mehr Ballast, als einem anfangs lieb ist. Je schlanker Sie werden, desto stärker verändern sich nicht nur Ihre eigene Wahrnehmung und das Selbstbewusstsein, auch Ihre Ausstrahlung wird positiver, Sie werden Komplimente bekommen, die Motivation steigt. In einer Beziehung können solche Veränderungen durchaus zu Problemen führen. Wahrscheinlich wird Ihr Partner Sie attraktiver finden. Wenn nicht, dann sollten Sie sich sowieso Gedanken machen, wieso er Sie lieber als schüchternes Mauerblümchen haben möchte. Es kann aber natürlich auch sein, dass Ihnen Ihr Partner nicht mehr gefällt. Im Laufe der Zeit wachsen Ihre Energie und Lebensfreude; das positive Feedback von außen motiviert. Wenn die Couchpotato zu Hause da nicht mehr mithalten kann, wird das durchaus zu Diskussionen führen. Vielleicht fühlt er sich aber auch selbst motiviert, und sie verändern zu zweit ihre Lebensgewohnheiten!?

Übrigens: Im Islam ist die sexuelle Befriedigung der Frau fast noch wichtiger als die des Mannes. Laut Koran heißt es etwa, wenn er es während der Ehe nicht richtig bringt, dürfte sie deshalb theoretisch sogar die Scheidung einreichen. Auch im Taoismus nimmt die Befriedigung der Frau einen hohen Stellenwert ein. Hier wird außerdem gesagt, dass guter Sex die Gesundheit unterstützen und sogar verbessern kann.

Am besten fangen Sie gleich mit dem Sex an. Ich brauche wohl eigentlich nicht zu erwähnen, dass bloßes Rumliegen und alles über sich ergehen lassen nicht wirklich zum gewünschten Resultat führt. Je intensiver, kreativer und befriedigender der Sex inklusive Orgasmus ist, desto effektiver sind auch die Auswirkungen. Von wegen: »One apple a day keeps the doctor away.« Eigentlich müsste es heißen: »Have sex twice a week – and you get more than a healthy cheek!« Also, lassen Sie's krachen.

Falls Ihnen der nötige Schwung fehlt, finden Sie im Kapitel »Die Schoko-Diät im Alltag« einige »Hilfsmittel«, die neben Schokolade die Libido ankurbeln. Damiana-Tee ist ein altes Aphrodisiakum aus Südamerika. Er fördert die Durchblutung an den »wichtigen Stellen«. Aber auch Lebensmittel wie Fisch, Meeresfrüche, Sellerie, Kirschen, Erdbeeren und natürlich Schokolade unterstützen die Libido. Nichts wie ran!

Bei aller Leidenschaft dürfen Sie natürlich eines nicht vergessen: Sex ohne Verhütung kann Krankheiten übertragen und ist daher gesundheitsschädigend. Ungeschützter Sex macht oft sogar dick. Zumindest die Frau.

TEST
Welcher Schokotyp sind Sie?

Psychotests in Magazinen, Horoskope in der Zeitung ... so richtig glaube ich natürlich nicht dran, aber Spaß macht es immer wieder trotzdem, sich damit zu befassen. Daher darf ein Schoko-Test hier natürlich nicht fehlen. Jede(r) hat so ihre (seine) Vorlieben. Rum-Trauben-Nuss oder doch lieber Nougat-Praline? Manchmal steckt hinter einer banalen Nascherei auch etwas mehr als nur die Lust auf eine süße Kleinigkeit. In diesem Test finden Sie ein wenig über sich selbst und Ihre Lebensgewohnheiten heraus. Natürlich sollten Sie das Ganze nicht bierernst, sondern schokoleicht nehmen.

 Ein Restaurantbesuch bedeutet für Sie

A den puren Luxus – endlich mal entspannt alles genießen, ohne vorher in der Küche stehen zu müssen

B schon beim Bestellen eine Qual, schließlich können Sie sich schwer zwischen Lust und Vernunft entscheiden

C Stress, da Sie gerne das Tagesmenü bestellen würden, aber besser nur den Salat nehmen sollten

D etwas Alltägliches, da Sie sich diesen Luxus fast immer gönnen

E eine Seltenheit, die meisten Gerichte kann man zu Hause doch wesentlich günstiger und besser hinkriegen

2 In Ihrer Freizeit machen Sie am liebsten
   A Ausflüge mit der ganzen Familie
   B ein Treffen oder einen Kinobesuch mit der besten Freundin
   C Sport, denn der bietet Ihnen den nötigen Ausgleich
   D Shopping-Trips oder einen Wellnesstag alleine
   E einfach mal gar nichts

3 Mit welchem Filmstar würden Sie sich am ehesten vergleichen?
   A Bette Middler – markant mit Charakter
   B Grace Kelly – zeitlos klassisch
   C Sophia Loren – weiblich und unwiderstehlich
   D Angelica Houston – vornehm und hochgewachsen
   E ich bin unvergleichlich

4 In Stresssituationen neigen Sie dazu
   A wahllos alles, was herumliegt, in sich hineinzustopfen
   B tonnenweise Süßes zu vertilgen
   C das Essen komplett zu vergessen
   D besonders gut auf die Ernährung zu achten
   E unbeirrt weiterzumachen wie bisher

5 Ihr Lieblingskleidungsstück ist
   A eine ausgewaschene Jogginghose
   B eine Jeans, welche Sie schon x-mal geflickt haben
   C ein Dolce & Gabbana-Kleidchen
   D Ihr Hochzeitskleid
   E ein Jersey-Hängerchen aus dem Ibiza-Urlaub 2003

6 Bei Verabredungen sind Sie
   A lieber zehn Minuten zu früh als zwei Minuten zu spät
   B auf die Minute pünktlich
   C immer eine Viertelstunde zu spät
   D froh, wenn Sie sie nicht vergessen
   E kurz vorher am Telefon, um sie um eine halbe Stunde nach hinten zu verschieben

7 Genuss bedeutet für Sie
   A Sünde pur
   B eine Seltenheit
   C eine Selbstverständlichkeit
   D Zeit für mich
   E die pure Sinnlichkeit

8 An Ihrem Körper mögen Sie ganz besonders
   A Ihr Dekolleté
   B Ihre Beine
   C Ihre Hände
   D Ihre Augen
   E momentan gar nichts

9 Wenn Sie einen Wunsch frei hätten, welcher wäre das?
   A unendliches Leben
   B ewige Gesundheit
   C wahre Schönheit
   D den Traummann finden
   E unermesslicher Reichtum

10 **Auf eine einsame Insel dürften mit**
A Brad Pitt, Champagner und Honig-Körperpuder
B das iPhone, ausreichend Lebensmittel und Getränke
C die gesamten Freunde, Musik und Drinks
D der Traummann und sonst nichts
E die Familie und die Rückreisetickets

Punkte

1 **Ein Restaurantbesuch bedeutet für Sie**
A 8
B 2
C 4
D 10
E 6

2 **In Ihrer Freizeit machen Sie am liebsten**
A 2
B 6
C 4
D 8
E 10

3 **Mit welchem Filmstar würden Sie sich am ehesten vergleichen?**
A 2
B 8
C 10
D 4
E 6

4 In Stresssituationen neigen Sie dazu
- **A** 2
- **B** 4
- **C** 6
- **D** 8
- **E** 10

5 Ihr Lieblingskleidungsstück ist
- **A** 4
- **B** 2
- **C** 10
- **D** 6
- **E** 8

6 Bei Verabredungen sind Sie
- **A** 6
- **B** 8
- **C** 4
- **D** 10
- **E** 2

7 Genuss bedeutet für Sie
- **A** 2
- **B** 6
- **C** 8
- **D** 4
- **E** 10

8 An Ihrem Körper mögen Sie ganz besonders
- **A** 10
- **B** 6
- **C** 8
- **D** 4
- **E** 2

9 Wenn Sie einen Wunsch frei hätten, welcher wäre das?

A 6
B 8
C 2
D 10
E 4

10 Auf eine einsame Insel dürften mit

A 10
B 6
C 8
D 2
E 4

ERGEBNIS

88 bis 100 Punkte:
Praline

70 bis 86 Punkte:
Zartbitter

54 bis 68 Punkte:
Vollmilch

36 bis 52 Punkte:
Hauptsache süß

20 bis 34 Punkte:
Luftschokolade

Auswertung

⟫ Praline – die Extravagante ⟪

Sie wissen, wie man sich selbst auf dem glattesten Parkett sicher bewegt. Das Leben ist Ihre Bühne, und die will schließlich bespielt werden. Von wem? Von Ihnen natürlich. Mit Nebenrollen geben Sie sich nicht ab. Es muss schon das ganz große Kino sein. Die Welt ist schließlich eine der schönsten. Ihr Kleiderschrank gleicht einer Edelboutique und ihr Kommunikationsrepertoire dem eines Hellmuth Karasek. Schon früh war Ihnen klar, dass Sie zu Höherem geboren sind, und das haben Sie selbstverständlich auch schnell Ihrem Umfeld deutlich gemacht. Sie sind unwiderstehlich, und deshalb widerstehen Sie auch selten den Versuchungen. Trotz oder vielleicht gerade wegen Ihrer Zielstrebigkeit und Ihrer Impulse erfreuen Sie sich großer Beliebtheit. Ihr Rat ist anderen teuer. Ihre Gesellschaft eine gute Eroberung. Je besser, desto lieber – das ist Ihr Lebensmotto. Manchmal sollten Sie sich jedoch fragen, ob wirklich alle Ihre Freunde um Ihrer selbst willen mit Ihnen zusammen sind oder ob das materielle Interesse oder das Schmücken mit Ihrer Person überwiegt. Eins ist jedoch sicher: Ihnen wird es nie langweilig. Banal können die anderen. Dennoch sollten Sie manchmal über den Tellerrand hinausschauen. Auch die einfachen Dinge sind es wert, beachtet zu werden. Grüßen Sie doch einfach mal zuerst anstatt immer nur zurückzugrüßen. Sonst stehen Sie irgendwann einmal doch ganz alleine da.

⟫ Zartbitter – die Intellektuelle ⟪

Sie sind immer up to date. Aber mal ehrlich – einfach hat es Ihr Umfeld mit Ihnen sicher nicht. Zwar machen Sie stets einen auf Understatement, dennoch sollte allen schon bewusst sein, dass für Sie das Beste gerade gut genug ist. Qualität ist Ihnen genauso wichtig wie politische Korrektheit. Und ein bisschen Öko sollte es bitte auch noch sein. Nicht unbedingt wegen der Umwelt und der Nächstenliebe, sondern weil es schick ist. Sie gehen nicht mit den Trends, Sie machen sie. Es gibt nichts, was Sie nicht schon gesehen oder gehört haben, dennoch kehren Sie immer wieder zu alten Konventionen zurück. Seien Sie doch einfach mal locker. Man kann auch mal einen Tag verbringen, ohne direkt am Ziel anzukommen. Sie neigen dazu, zu streng zu sein. Nicht nur sich selbst stecken Sie die Ziele hoch, Sie erwarten auch von Ihrem Umfeld stets nur Höchstleistung. Sie durchschauen den Feind binnen Sekunden und wissen, wie Sie ihn entwaffnen können. Doch wie heißt es so schön: Nobody is perfect. Selbst Sie nicht. Deshalb hören Sie anderen auch mal zu, anstelle ständig das Wort anzuführen. Und riskieren Sie auch mal einen zweiten Blick, bevor Sie jemanden verurteilen. Denn gerade die kleinen Makel sind es doch, die den Dingen den gewissen Liebreiz verleihen. Manchmal gewinnt man gute Freunde eben erst, wenn man die raue Oberfläche abkratzt. Ist ja bei Ihnen auch nicht anders.

》 Vollmilch – die Abenteurerin 《

Unkompliziert, bodenständig und der perfekte Kumpeltyp. So beschreiben Sie Ihre Freunde, wenn man sie befragt. Mit Ihnen kann man Pferde stehlen oder splitternackt in den Fluss springen. Sie wissen sogar auch, wie man beim Camping Feuer macht. Sie sind eine Naturschönheit. Allerdings lässt sich das erst auf den zweiten Blick erkennen, denn leider sind Sie ziemlich uneitel, was Ihr äußeres Erscheinungsbild angeht. In der Masse gehen Sie schnell mal unter. Sie schneiden sich die Haare selbst, außer die unter den Achseln, die lassen Sie einfach wachsen. Und wenn mal wieder Gartenarbeit angesagt ist, dann wird direkt danach lieber gleich ein Fläschchen Wein entkorkt. Schließlich ist es wesentlich entspannender, den Sonnenuntergang zu bewundern, als sich die Erde unter den Fingernägeln herauszupulen. Sie haben sich das schließlich auch verdient. Der ganze Schnickschnack bereitet doch viel zu viel Mühe. Wieso bügeln, wenn es sowieso wieder knitterig wird. Selbst ist die Frau. Entweder man liebt Sie so, wie Sie sind, oder man lässt es eben bleiben. Manchmal kann jedoch ein Fünkchen Eitelkeit zu unerwarteten Erlebnissen führen. Denn tief im Inneren steckt auch in Ihnen eine kleine Prinzessin, die erobert werden möchte. Schließlich vergibt man sich als Frau nicht die komplette Emanzipation, nur weil der Mann einen Nagel in die Wand klopft. Wer gerne schenkt, darf ruhig auch mal Geschenke annehmen.

〉〉 Hauptsache süß! – Die Bodenständige 〈〈

Sie lieben das Leben, ja schon ... und irgendwie liebt das Leben auch Sie. Die Frage ist nur: wie? Darüber haben Sie sich bisher eigentlich noch keine Gedanken gemacht. Während andere nach immer höheren Zielen streben, sind Sie mit Familie, Hund und Reihenendhaus vollkommen zufrieden. Wieso in die Karibik fliegen, wenn man auch am Baggersee herrliche Ferien verbringen kann. Sie kaufen Ihre Outfits gerne aus dem Katalog, weil es so ungemein praktisch ist. Im Laufe der Jahre hat sich die Kleidergröße ein wenig erhöht, aber was soll's. Nach zwei Geburten kommt frau eben nicht mehr so oft ins Fitnessstudio. Und sooo schlimm ist das alles doch gar nicht. Zumindest, wenn man nicht ganz so genau hinsieht. Eine Lieblingssüßigkeit gibt es nicht. Gekauft wird, was gerade ins Auge springt und was den Kindern schmeckt. Das kommt dann in eine große Glasschale im Wohnzimmer, so dass man jederzeit hineingreifen kann, wenn man Gelüste auf Süßes bekommt.

»Die Schoko-Diät« haben Sie sich auch nicht selbst gekauft. Das Buch war ein Geschenk. Sie haben es gerne gelesen, gelacht, aber wahrscheinlich werden Sie nicht großartig an Ihrem Lebensstil herumschrauben. Gönnen Sie sich einfach mal eine Pause vom Hausfrauen- und Muttersein, und machen Sie einen Ausflug zurück in die Weiblichkeit. Veranstalten Sie einen Frauentag, brezeln sich mit ihren Freundinnen richtig auf und gehen auf ein paar Cocktails in die nächste Bar. Sie werden es genießen!

〉〉 Luftschokolade – die Unsichere 〈〈

Sie fallen gerne mal auf den Falschen rein. Tolle Verpackung – nix dahinter. Doch anstatt die Enttäuschung abzuhaken und zum nächsten Programmpunkt überzuleiten, verharren Sie lieber noch ein Weilchen im Selbstmitleid. Schließlich haben Sie die Schande verdient – denken Sie zumindest. Ihre Ziele und Träume aus der Kindheit haben sich in Luft aufgelöst. Sie waren sowieso alle unrealistisch. Dennoch denken Sie gerne an alte Zeiten zurück, wo die Welt noch heil und rosarot war. Doch jetzt ist es zu spät, etwas zu ändern, denken Sie, und das macht Sie traurig. Dann tut es ganz gut, wenn man sich bei der guten Freundin ausheulen kann. Das gibt Kraft für den nächsten Kampftag. Dabei wäre das Leben um ein Vielfaches leichter, wenn Sie endlich einsehen würden, dass auch Sie etwas Besonderes sind, und zu spät ist es nie! Schauen Sie beim nächsten Mal genau hin, wer Ihnen da den Boden unter den Füßen wegzieht. Meist machen andere Menschen ihr Gegenüber nur kleiner, um selbst größer zu erscheinen oder um von den eigenen Defiziten abzulenken. Anstatt ständig für die Fehler der anderen zu bezahlen, sollten Sie sich lieber einmal selbst etwas gönnen. Seien Sie sich selbst einmal die Nächste, und genießen Sie es. Schreiben Sie doch einfach mal spontan zehn Eigenschaften auf einen Zettel, die Ihnen an sich selbst gefallen. Schaffen Sie das nicht, sollten Sie schleunigst an Ihrem Selbstvertrauen arbeiten. Bei Erfolg lesen Sie sich den Zettel jeden Tag aufs Neue durch und freuen sich darüber, wie gut Sie doch geraten sind.

Literatur

Stephen T. Chang: **Das Tao der Ernährung**. Zu Gesundheit und Schlankheit auf natürlichem Weg. München 1995

Monnica Hackl: **Hui Chun Gong**. Die Verjüngungsübungen der chinesischen Kaiser. München 2009

Ilse Gutjahr: **Die vitalstoffreiche Vollwertkost nach Dr. M. O. Bruker**. München 1992

Marion Grillparzer: **Die Glyx-Diät**. Abnehmen mit Glücks-Gefühl. München 2007

Franca Mangiameli, Heike Lemberger, Nicolai Worm: **Die LOGI-Jubiläumsbox**. München 2010

Ruth Moschner: **Süße Märchen**. Oder wie ich mich glücklich nasche. Berlin 2006

Detlef Pape, Rudolf Schwarz, Gabriele Heßmann, Elmar Trunz-Carlisi: **Schlank im Schlaf**. Der 4-Wochen-Power-Plan. München 2007

Cynthia Sass: **Die Bauch-weg-Diät**. So schmelzen Sie Ihre Problemzone. München 2009

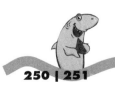

Dank

Zum Schluss möchte ich einigen Menschen noch meinen uneingeschränkten Dank aussprechen: der Schöpfung, die so etwas Tolles und Feines wie Kakao hervorgebracht hat, und natürlich den Olmeken, die die zauberhafte Bohne als erstes Volk zum Genussmittel auserkoren haben. Muchas gracias an die Spanier, die die Schokolade mit Zucker versetzten und nach Europa brachten, und an die Schweizer, die für den besonders zarten Schmelz verantwortlich sind. Ich danke dem Schokoladenhai, der es geschafft hat, meinem inneren Schweinehund ein wesentlich sympathischeres Gesicht zu verleihen und mich dadurch immer wieder zu motivieren. Und natürlich danke ich Kai, ohne den wiederum der Schokoladenhai nicht so knuffig aussehen würde. Ein herzliches Dankeschön an meine Mädels vom »Plätzchenback-Kontest«, mit euch kann man so herrlich schlemmen! Vielen Dank an Karin und Felix, die es trotz meiner zeitweiligen Gehirnunterzuckerung geschafft haben, mich immer wieder auf Betriebstemperatur zu bringen. Danke an Thomas und Petra, die ohne Schokolade auch nicht leben könnten und daher für viele süße Inspirationen gesorgt haben... und natürlich danke an Peter, der mich mit oder ohne drei Kilo mehr immer so liebt, wie ich gerade bin.

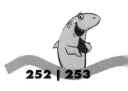